The Curious History of the Heart

The Curious History of the Heart

THE CURIOUS HISTORY OF THE HEART

The Curious History of the Heart

心，與心臟的人類史

從靈魂駐處、情緒載體、情感意象、血液幫浦到心腦連結，
心臟的文化圖象與科學演變

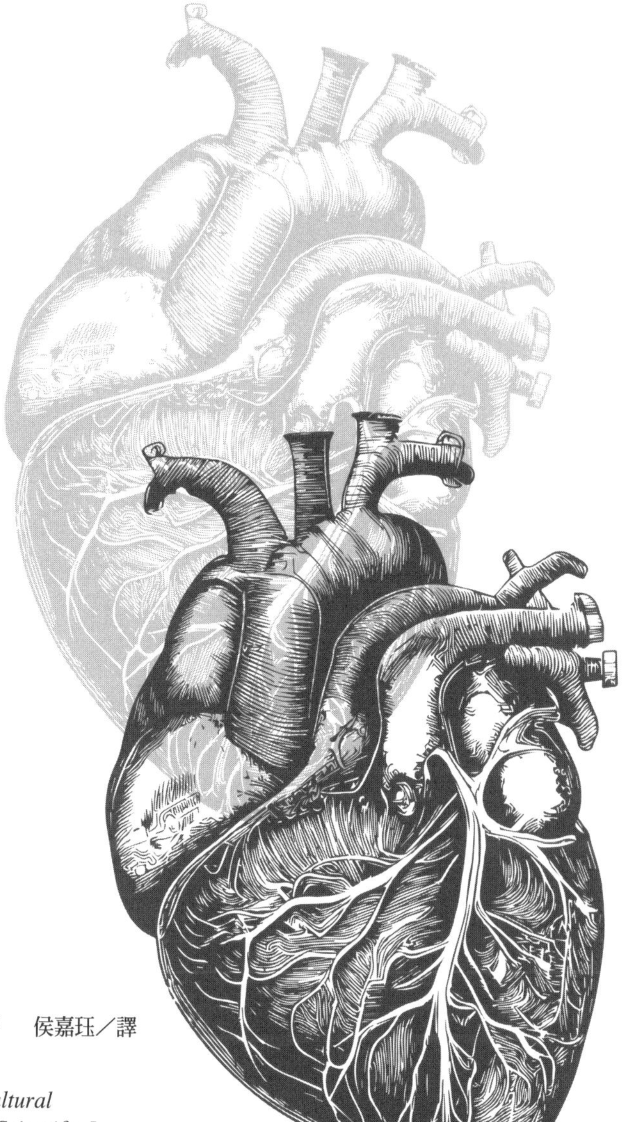

Vincent M. Figueredo
文森・費格雷多／著　侯嘉珏／譯

THE CURIOUS HISTORY OF THE HEART

A Cultural and Scientific Journey

獻給「五無花果園」（Five Fig Farm）上的女人：
安（Ann）、莎拉（Sarah）、
伊莎貝爾（Isabel）與瑪德蓮（Madeline），
妳們令我的心滿滿是愛。

目次
contents

THE CURIOUS HISTORY OF THE HEART

A Cultural and Scientific Journey

第二部——心臟走向黑暗，爾後迎來光明

第三部——心「藝」

第四部——心臟入門

第五部——近代的心臟

人類心臟大事紀

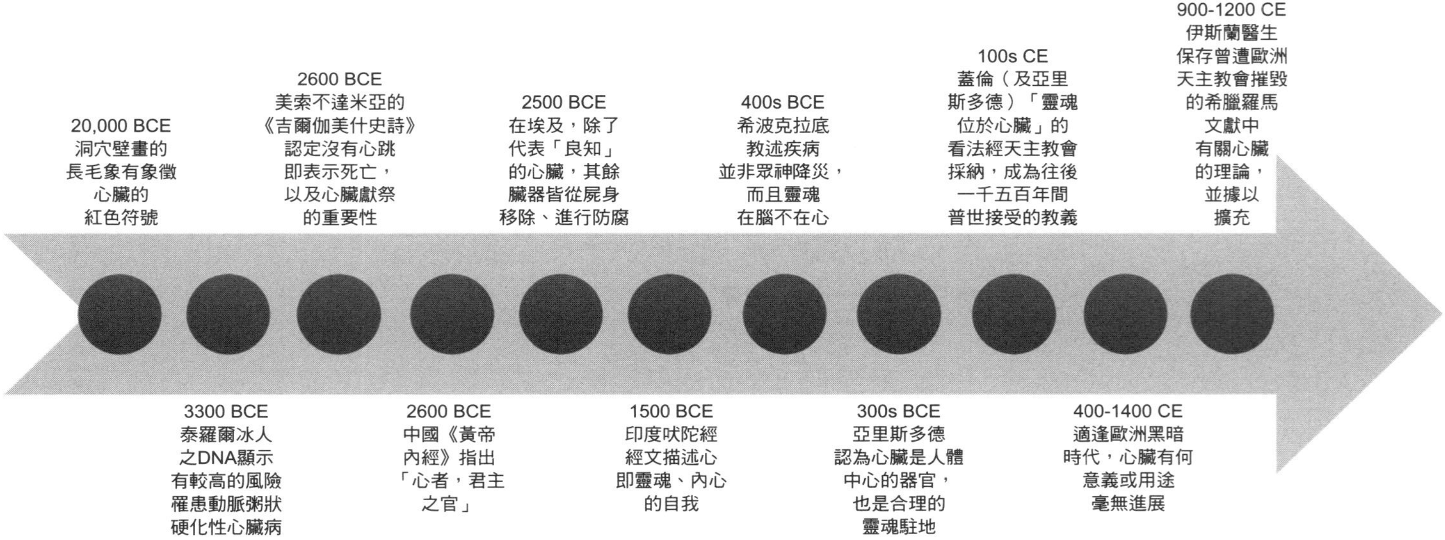
20,000 BCE
洞穴壁畫的長毛象有象徵心臟的紅色符號
3300 BCE
泰羅爾冰人之DNA顯示有較高的風險罹患動脈粥狀硬化性心臟病
2600 BCE
美索不達米亞的《吉爾伽美什史詩》認定沒有心跳即表示死亡，以及心臟獻祭的重要性
2600 BCE
中國《黃帝內經》指出「心者，君主之官」
2500 BCE
在埃及，除了代表「良知」的心臟，其餘臟器皆從屍身移除、進行防腐
1500 BCE
印度吠陀經經文描述心即靈魂、內心的自我
400s BCE
希波克拉底教述疾病並非眾神降災，而且靈魂在腦不在心
300s BCE
亞里斯多德認為心臟是人體中心的器官，也是合理的靈魂駐地
100s CE
蓋倫（及亞里斯多德）「靈魂位於心臟」的看法經天主教會採納，成為往後一千五百年間普世接受的教義
400-1400 CE
適逢歐洲黑暗時代，心臟有何意義或用途毫無進展
900-1200 CE
伊斯蘭醫生保存曾遭歐洲天主教會摧毀的希臘羅馬文獻中有關心臟的理論，並據以擴充

圖片來源：本書作者繪製

*BCE= 西元前　CE= 西元

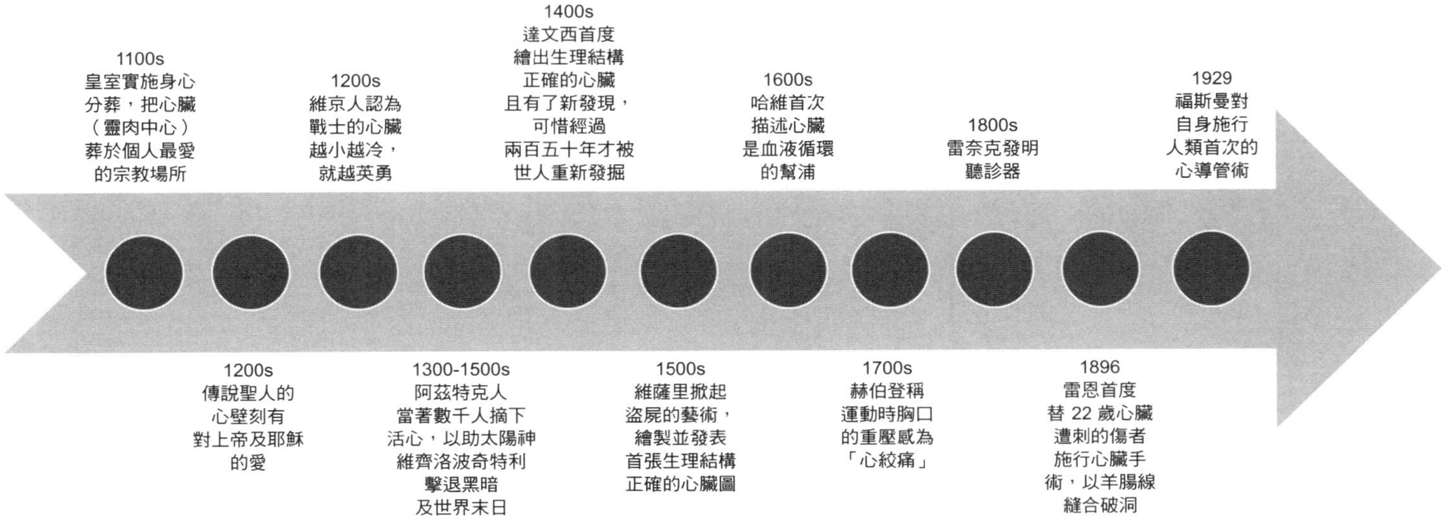
1100s
皇室實施身心分葬，把心臟（靈肉中心）葬於個人最愛的宗教場所
1200s
傳說聖人的心壁刻有對上帝及耶穌的愛
1200s
維京人認為戰士的心臟越小越冷，就越英勇
1300-1500s
阿茲特克人當著數千人摘下活心，以助太陽神維齊洛波奇特利擊退黑暗及世界末日
1400s
達文西首度繪出生理結構正確的心臟且有了新發現，可惜經過兩百五十年才被世人重新發掘
1500s
維薩里掀起盜屍的藝術，繪製並發表首張生理結構正確的心臟圖
1600s
哈維首次描述心臟是血液循環的幫浦
1700s
赫伯登稱運動時胸口的重壓感為「心絞痛」
1800s
雷奈克發明聽診器
1896
雷恩首度替 22 歲心臟遭刺的傷者施行心臟手術，以羊腸線縫合破洞
1929
福斯曼對自身施行人類首次的心導管術

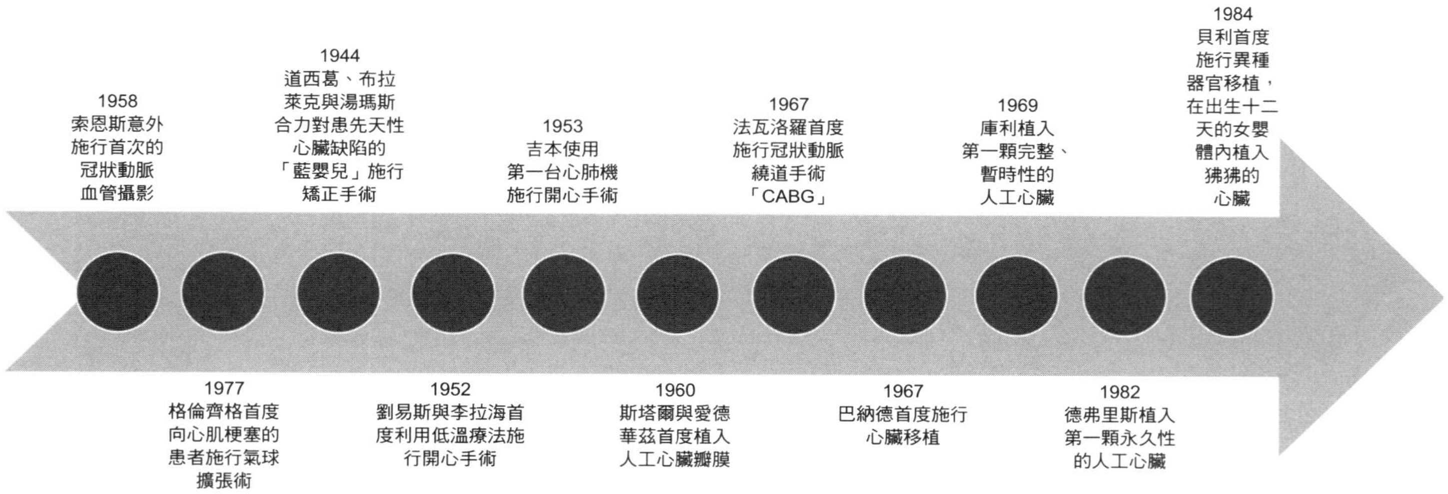
1958
索恩斯意外
施行首次的
冠狀動脈
血管攝影
1977
格倫齊格首度
向心肌梗塞的
患者施行氣球
擴張術
1944
道西葛、布拉
萊克與湯瑪斯
合力對患先天性
心臟缺陷的
「藍嬰兒」施行
矯正手術
1952
劉易斯與李拉海首
度利用低溫療法施
行開心手術
1953
吉本使用
第一台心肺機
施行開心手術
1960
斯塔爾與愛德
華茲首度植入
人工心臟瓣膜
1967
法瓦洛羅首度
施行冠狀動脈
繞道手術
「CABG」
1967
巴納德首度施行
心臟移植
1969
庫利植入
第一顆完整、
暫時性的
人工心臟
1982
德弗里斯植入
第一顆永久性
的人工心臟
1984
貝利首度
施行異種
器官移植，
在出生十二
天的女嬰
體內植入
狒狒的
心臟

引言

英格蘭國王查理一世（King Charles I）湊上前去，把三根手指和拇指放入那名年輕貴族左胸內的大洞，輕輕碰觸了那人跳動著的心臟。

「會痛嗎？」他問道。

「完全不會。」年輕人答道。

一六四一年，查理一世經由御醫威廉・哈維（William Harvey）獲知了這項奇蹟——沒錯，威廉・哈維正是透過科學方法，呈現出心臟在整個人體的血液循環中扮演著何種角色的第一人。查爾斯一世聽聞這消息後興致勃勃，便問哈維自己可否會一會這名十九歲的年輕人，也就是愛爾蘭蒙哥馬利子爵（Viscount of Montgomery in Ireland）之子。

這名男孩在十歲騎馬時因馬兒絆跤而墜馬，摔上尖石，以致貫穿、撞碎了身體左側的多條肋骨，之後傷口化膿、癒合，在他的左胸留下了一個洞。九年後，這名貴族不僅安然無恙，還遠赴歐洲大陸向想一睹活人心臟跳動的人們展演，所到之處座無虛席，成了一位遠近馳名的人物。後來他返回倫敦，哈維便偕同英王一同檢視這名年輕人，並寫道：「我在不冒犯一名年輕又精力充沛的貴族之下，觸弄了其跳動中的心臟與心室，因而得出結論，即心臟毫無感覺。」[1]

有史以來，人類一直都把心臟視為感覺的中心，所以心臟對實際的碰觸竟無所感，這實在非常諷刺。人類自有記錄思想以來，多數文明都深信心臟乃是人體中最重要的器官，而非大腦。沒錯，古人清楚他們胸口的跳動在在昭示著生命——害怕或渴望時跳得更猛、更快，然後一旦死亡，便戛然而止。數千年來，埃及人、希臘人、中國人與美索亞美利加（Mesoamerica）的特奧蒂瓦坎人（Teotihuacan）都把心臟提升到今日大腦所占居的地位，亦即靈魂、情緒、思想與智能之所在。翻遍史書，多數社會也都認為人是透過心（臟）連結上帝，而上帝更是依據人終其一生刻劃在心牆上的善與惡，來衡量其有否機會蒙主護佑、臻得永生。

一六四一年，哈維表示心臟扮演著血液循環的幫浦，這為之後數百年帶來了延續性的影響。醫生與科學家改變了他們原本對心臟的看法，任由大腦取而代之，慢慢成了主宰、蓄藏情緒及感知的唯一部位。如今，大多數人都深信人體——包括心臟的功能在內——皆由腦部掌控，外界也一直教導我們心臟僅是一只幫浦，藉著循環系統將血液推送至體內各處。

正因我們逐漸接受心臟只是幫浦的概念，便判定把某甲的心臟移植到某乙體內在道德上並無疑慮，只不過偶爾還是會發生類似克萊兒・希爾維亞（Claire Sylvia）的案例。克萊兒・希爾維亞原是一名專業舞者，曾進行心肺移植，而捐贈心臟的，正是一名因機車車禍亡故的十八歲男子——提姆・拉米蘭德（Tim Lamirande）。在心臟移植後，朋友都說克萊兒走起路來開始像個男人，還大啖啤酒、雞塊，這些都是她在心臟移植前最厭惡的。提姆的家人則說，這些都是提姆才會做的事，對於克萊兒的行為舉止，他們一點也不意外，因為她的體內目前放的可是提姆的心臟啊。英國女演員珍・西摩爾（Jane Seymour）在二〇一三年所主演的電影《陌生人之心》（*Heart of a Stranger*）正是以這故事為主題，而外界也確實記錄了各式各樣的言論，表述人只要接受過心臟移植，便承繼了捐贈者的人格特質。這些故事不禁教人思忖，心臟究竟只是機械性的幫浦，還是承載著人性中的情緒。

身為心臟學家，我固定都會碰上一些彰顯「生理之心」和「情緒之心」密切相關的案例。我看過原無心臟病史的患者在驟失所愛之後心臟病發；也有其他患者在個人支持的隊伍於全美超級盃（Super Bowl）或世界盃（World Cup）點球大戰輸掉後心肌梗塞或猝死；我還經常目睹相守一生的伴侶在幾個月內相繼逝世。即便有這麼多案例當前，加上心臟與情緒長年來互有關聯，近代醫學卻對這樣密不可分的關係不以為意。透過本書，我不但詳述歷史、解釋何以如此，更揭示近代科學是如何啟發我們應去重新審視那些歷史上無從查考的事實。

近期的醫學科學發現，心臟可能有感，實際上還是「心腦（雙向）連結」（heart-brain connection）的一部份。[2]研究顯示，心臟指揮腦部的程度，就跟腦部指揮心臟的程度相當，沒有分別。這方面的最新研究或許正是科學面臨轉變的開始，而這樣的轉變，正好符合了歷史與近代文化對心臟抱持的觀點。心臟可能不再僅被視為幫浦，反而再度受到認可、被視為情緒活力的一部份，確保我們身心靈的健康。

當大腦發出訊號，第一個回應訊號的器官就是心臟——想一想「戰鬥或逃跑」的求生本能吧。當你在林間漫步，途中殺出了一頭獅子，大腦便會啟動交感神經、觸發一種即時反應，讓身體不是準備立定戰鬥，就是拔腿狂奔；大腦告訴心臟馬上跳得快些、強些，向全身肌肉輸送充氧血，好準備行動。當心臟發出訊號，第一個接收訊號的也是大腦。若非如此，當我們猛地起身，就有可能暈倒在地。起身時，心臟及其周邊的大血管會警示大腦，血量及血壓正在下降，大腦於是加以回應，啟動血管收縮，以防血液集中流入雙腿。

我們在腦內意識到的情緒也會對心臟帶來廣泛的影響。一看到新戀人而引發臉紅、發熱、心跳加速等生理上的感覺，在在都是心臟回應的表徵。這種相互依存的「心腦連結」對人類的健康至關重大，而也正是如此，致使人類數千年來，皆把情緒、理智與靈魂置於這個熾熱、搏動，象徵著我們正活著的器官。古中國人及古印度人雙雙強調，快樂的心（臟）代表著身強體壯、長命百歲；古埃及人則把大腦視為一團灰冷的布丁、純粹只是生成黏液的器官，他們在對屍體進行防腐時，會用長鉤伸入鼻腔，掏出腦部組織。

時至今日，腦部取而代之，成了人類感知的所在，但心（臟）卻仍在人類的文化圖象扮演著核心的角色。你只要從手機簡訊上看到情人傳來的表情貼圖，或在汽車保險桿上看到愛心符號，就能意識到心（臟）如今在生活中扮演的要角——至少，就象徵意義上是如此。心（臟）一直是浪漫、愛情的象徵，直到最近，心形圖案更成了健康、活力的符號，為眾人所熟知。

我們仍會情緒飽滿地說「我全心愛著你」、「你觸動了我的心」、「她令我心碎」，也會斷言「他真是鐵石心腸」，甚至還會央求別人「有點同理心吧」；「她發自內心地說」帶有情真意切的味道；「回心轉意」暗示著和解或悔恨，而提到智能，我們則會以「用心背誦」來表達。一說到「我」，這究竟是指身體的哪個部位？即便心臟扮演的要角一直廣泛地分布在人類代代相傳的文化圖象、詩歌與藝術中，近代醫學卻仍駁斥「心臟蓄藏著靈魂、智能與感受」的概念，人們也多半忘了心臟以往所占據的地位。

縱使醫學如此進步，全球仍有三分之一的人死於心臟病，且相較於各種癌症，未來將會有更多人死於心血管疾病。在美國，每四十秒就有一人死於心肌梗塞，女性死於心臟病的人數更是乳癌的十倍，而引發人類當前健康危機的前三大因素正是心臟病、憂鬱症與壓力，對此，我們為何不綜合審視，並施行交互治療呢？

相較於醫學中的其它領域，二十世紀的心臟病學走在了創新的尖端，到了二十一世紀尤有甚之。在二十世紀，我們見證了冠狀動脈繞道手術（coronary artery bypass surgery）❶、以導管進行冠狀動脈氣球擴張術（coronary balloon angioplasty）與血管支架置放術（stent）、心律調節器（pacemaker）與心律去顫器（defibrillator）、心臟輔助器（heart assist device），以及心臟移植等發展。如今，有一半的美國人同時具有一個以上的心血管危險因子，如吸菸、高血壓、高膽固醇等等。由於旨在減少上述危險因子的預防性保健措施已經有效幫助降低心臟病的死亡率，所以自一九六〇年代起，心血管疾病的發生率已獲大幅下降，只不過，心臟病仍是全美人口的第一大殺手。[3]

---

❶又稱「coronary artery bypass graft」，英文縮寫為「CABG」。（本書隨頁注釋皆為譯注）

我深信，為了改善人類全體的心臟健康，有一部分的答案在於更加瞭解心臟的文化史及科學史，及其過去如何逐漸與大腦區隔，從而退居劣勢。如今心臟是一只「可取代」的器官。倘若心臟已經衰竭的病患正在等待器捐，捐贈的心臟又未能立即到位，醫護人員便可於病患胸口植入機械性的幫浦，取代心臟功能。目前科學家也正在觀察如何從個人的細胞培養出一整顆立體、全新的心臟，來取代原本衰竭的心臟。由於人體捐贈的可用心臟短缺，科學家更持續研究是否可將豬等其它動物的心臟植入人體。[4] 此外，很快的，按基因篩檢結果所衍生出的個人化的醫療也將依據個人特有的基因風險，讓我們每一個人都能接受心臟病的評估與治療。[5]

我此生泰半都在研究心臟、照護心臟，這迫使我不得不拉長時間軸，綜觀心臟在整個人類史上所曾涵蓋的意義。我在本書中探究了心臟和大腦間的角力如何形塑出目前人類在文化、科學上對「心腦連結」的理解，追蹤了自兩萬年前人類古文明萌芽至今，人們對心臟的瞭解如何演變（詳見本書開頭大事紀），並深入檢視人們對心臟功能的看法一路如何發展，乃至日後如何影響我們領略心臟究竟承載了哪些生命力。

我們一向都認為心臟是人體的中心——其實人體的中心落在臍下近骶骨（sacrum）

處——但心臟又是以何為中心呢？

我回顧了人類的先祖是如何看待這個奇妙的器官：古往今來，我們曾崇敬心臟、以其為尊，也曾曲解心臟，直到逐漸揭示其真實的樣貌。放眼史書，心臟一直都在詩人、哲人和醫者之間扮演著重要的角色。從史前人類，歷經古代社會、黑暗時代、文藝復興，乃至近代，心臟在不同的文化都有著不同的意義。我且依時序一一檢視這個五臟之「主」是如何漸漸遭人摒棄，淪落成一只屈從於大腦、僅僅泵送血液的機械性幫浦——即便它依舊代表愛與健康，扮演著我們日常生活中的核心。作為一名醫生，我對這個獨特的器官醉心不已，因而納入了另一部分獨立說明心臟的功能及其相關的疾病。另外，我更探討近代在心臟治療上的進展以及未來可能的光景。我們所正學到的，在在彰顯了人類的先祖對心臟的理解終究沒有錯得那麼離譜。

我「全心全意地投入」本書，甚盼你就和我一樣，覺得這本稀奇古怪的心臟史引人入勝、精彩萬分。

第一部

古代的心臟

THE ANCIENT HEART

第一章　心命共生

一九〇八年，考古學家在西班牙阿斯圖里亞斯（Asturias）的平達爾（El Pindal）洞穴中發現了一幅長毛象的壁畫，其中象身的胸前看似畫有紅色的心臟（圖1）。這幅壁畫乃出於舊石器時代晚期（Upper Paleolithic）的馬格德林人（Magdelenian）之手，可追溯到一萬四千年至兩萬年前，而這名遠古的藝術家或許已經得知一舉殺死獵物的最佳方法，就是直接攻擊這個紅色、跳動的器官。馬格德林人也許正是畫下此圖作為標靶。

到了一萬兩千年前，當人類開始在村落、鄉鎮及城邦定居，他們很可能已經認為心臟是體內最重要的器官——這也正是他們為何活著。

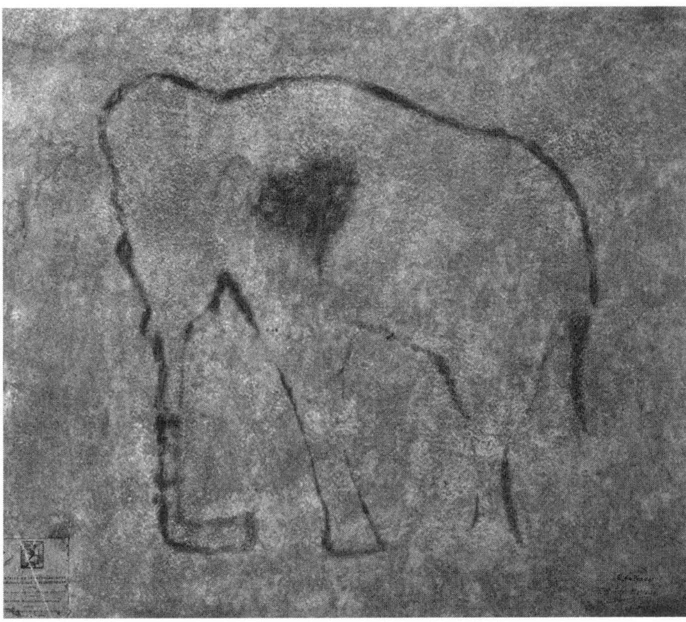

圖 1　長毛象上畫有看似作為標靶的心臟。平達爾洞穴，阿斯圖里亞斯，西班牙。

圖片來源：Album / Art Resource, New York.

我輕觸其心，卻已無跳動。

——《吉爾伽美什史詩》，第八泥板，西元前二六〇〇年

來自美索不達米亞古文明的《吉爾伽美什史詩》（*Epic of Gilgamesh*）為現存最古老的文字故事，內容記載烏魯克（Uruk，美索不達米亞時期的城邦）的國王英雄吉爾伽美什（Gilgamesh）在友人恩奇杜（Enkidu）死去後，悲慟地說出了這句悼詞。[1]吉爾伽美什和恩奇杜原本相互為敵，後來兩人惺惺相惜，最終成了莫逆之交。吉爾伽美什在遇見恩奇杜後，因更瞭解自己的子民而成了一位更賢明的國王；恩奇杜則因觸忤神意、力助吉爾伽美什殘殺女神伊什妲爾（Ishtar）（出於求歡遭拒而）遣來摧毀吉爾伽美什的神牛，遭眾神報復而亡。

吉爾伽美什試圖要讓好友甦醒，卻只發現他的心臟不再跳動。蘇美人（於現今伊拉克）在西元前兩千六百年左右用楔形文字所寫下的這段文字，或許是史上最早量測

脈搏的參考文獻。[2] 原來人類在四千六百多年前，就已經知道人體周身上下都感受得到心跳和脈搏了。吉爾伽美什與恩奇杜在合力殺死神牛後，割下了牛心獻給太陽神夏瑪旭（Shamash），此即心臟獻祭的最早紀錄。一如許多遠古社會那樣，心臟在蘇美文化中占有重要的地位，它既是人體最主要的生命器官，也是人類擇以安撫神明的祭品。

一八四九年，人們在亞述及尼尼微（Ninevah）的古城中發掘出蘇美人早在西元前兩千四百年用以記載醫學內容的泥板，而且這些醫學文獻大多來自亞述巴尼拔皇家圖書館（The Royal Library of Ashurbanipal，西元前七世紀）。亞述巴尼拔被視為亞述帝國最後一位賢明的國主，《吉爾伽美什史詩》就是在他的圖書館發現的。

美索不達米亞人受限於宗教上忌諱分解人體，因而對解剖學、生理學所知甚少。他們處理疾病及死亡的方式既不依循生理，也不依循結構，而是依循靈性（spiritual）。他們相信「心主智、肝主情、胃主巧、子宮主憐憫」——醫學文獻資料中未提及大腦——並認為癲癇、中風、憂鬱、焦慮等神經與精神上的疾病乃因憤怒的諸神及魔鬼降災不幸之人，所以都會前往神廟尋求宗教上的治療，且療程多為驅魔儀式，著重在對付引發病患各種症狀的惡靈。楔形文字的文獻還提到這些負責醫治的蘇美人確實會觀察臨床症狀，為了緩解疼痛給予草藥，還會替病患把脈，以評估其健康狀況。恩奇杜沒了脈搏，所以命也沒了。

與此同時，埃及、中國等正在別處蓬勃發展的文明也對心臟的功能及重要性發展出個別的看法，而且上述這些古文明全都認同一事，那就是跳動的心臟代表生命。

■ ■ ■

噢，我那承自母親的塵世之心啊，別在萬物之神前扮演對我不利的證人；亦別在萬能之神、西方之主前針對我的所作所為提出不利的證詞。[3]

西元前二五〇〇年，埃及人相信死神阿努比斯（Anubis，豺頭人身的神祇，因豺狼多在墓地徘徊而得名）會先引領亡者至冥界杜埃（Duat），再將其帶到正義女神瑪阿特（Maat）的審判廳，廳上除了主掌來世的冥王奧西里斯（Osiris），還有四十三名神祇所組成的特別法庭。在那，亡者的心臟會與瑪阿特之羽——代表真理的鴕鳥羽毛——一同放上正義的天秤（圖2）。倘若心臟輕於羽毛，或和羽毛等重，表示此人一生積德行善，奧西里斯便會護送他到蘆葦之野（Field of Reeds），即天國的樂園；倘若心臟重於羽毛，阿米特（Ammit，擁有鱷魚頭、獅子上身及河馬下身的女神）則會一口吃掉心臟，此人自此魂飛魄散，灰飛煙滅。

古埃及人深信心臟見證了人在世間的所作所為——無論善惡。由於許多人未必一生都秉持良善、品行端正，所以憂心自己的心臟可能會因承載罪惡而增加重量，成了對自身不利的證據。為防止此事發生，當有人亡故、屍身準備製成木乃伊時，埃及人便會取來「心臟聖金龜」（heart scarab），在以繃帶纏裹屍身時一併裹入屍身的前胸，而聖金龜上所篆刻的銘文即摘自《埃及死亡之書》的第三十章（也就是這部分最初的引文）。

心臟乃是生命之源，古埃及人在依例處理屍身、進行防腐時，皆以心臟為尊。正因心臟會跟隨亡者抵達冥界、接受奧西里斯的審判，所以亡者的體內保有心臟可說是非常重要。古埃及人在替屍身完成防腐後，唯獨會將心臟放回體內，胸腔及腹腔

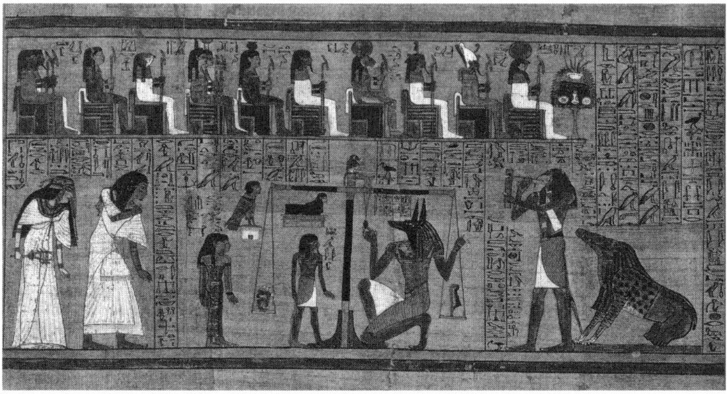

圖 2　埃及文官亞尼（Ani）筆下《埃及死亡之書》（*Book of the Dead*，又稱《亡靈書》）中的秤心審判（Weighing of the Heart）。左方，亞尼及妻子圖圖（Tutu）加入眾神的集會；中間，阿努比斯在女神雷內努特（Renenutet）及梅斯赫內特（Meshkenet）、命運之神謝伊（Shay）與亞尼之「巴」（ba，離開肉體的靈魂，為人頭鳥身）的見證下，將亞尼之心和瑪阿特之羽一起秤重；右方，怪物阿米特靜待判決結果，倘若亞尼枉度此生，便將吞其心、滅其魂，而鶴首人身的智慧之神托特（Thoth）準備記錄量測結果；上排則為擔任判官的神祇：胡及席亞（Hu and Sia）、哈索爾（Hathor）、荷魯斯（Horus）、伊西絲及奈芙蒂絲（Isis and Nephthys）、努特（Nut）、蓋伯（Geb）、泰芙努特（Tefnut）、舒（Shu）、阿圖姆（Atum），以及拉．荷拉克提（Ra-Horakhty）。

圖片來源：Source: British Museum / Wikimedia Commons / Public Domain.

內的其它器官則會放入木乃伊旁邊的罈罐。至於大腦，古埃及人覺得其僅將黏液送至鼻腔，毫無用處可言。古埃及文中表示「大腦」的字可大致譯成「顱內雜」（skull offal），顯見古埃及人在仔細保存心臟、重新將其放回屍身的同時，卻是用鐵鉤經鼻腔挖出顱內的腦部組織，當成廢物丟棄。

行醫一事始於何處尚且不明：有些人認為始於古埃及，有些人認為始於古美索不達米亞。西元前一千九百五十年的莎草紙（papyri，埃及人用以書寫的材料）顯示埃及人早在四千多年前就已開始行醫、研究心臟。[4]

古埃及的三大傳統醫學莎草紙卷——《艾德溫・史密斯紙草文稿》（Edwin Smith Papyrus，約西元前一五〇〇年；世界最早的外科文獻）、《埃伯斯紙草文稿》（Ebers Papyrus，約西元前一五五〇年）及《布魯格施紙草文稿》（Brugsch Papyrus，約西元前一三五〇年）——記載了最早有關心臟及其功能的具體描述。外界認為上述古埃及醫學文獻所形成的時間雖然晚於美索不達米亞記載醫學的楔形文字泥板（約西元前二四〇〇年），但其中的內容起源更早，可能出自西元前二七〇〇年埃及古王國時期（Old Kingdom）的御醫暨大祭司印和闐（Imhotep）之手。印和闐身為埃及古王國時期第三王朝法老左賽爾（Djoser）的大臣，同時也是左賽爾階梯金字塔的建築師，堪稱是史上利用石柱撐托建物的第一人。他顯然廣泛撰寫了有關醫學與建築的文獻，而且外界認為在他之後探討醫學的莎草紙卷——尤其是《艾德溫．史密斯紙草文稿》——都是以他書寫的材料作為基礎。他在逝世兩千年後被奉為埃及的醫療之神，是埃及少數非皇族卻被神格化的人物之一。

埃及人為了製作木乃伊而對屍身進行防腐工序，所以他們理當精通解剖學。古埃及醫生認為，心臟生成血管，且可經末梢觸診。《埃伯斯紙草文稿》即寫道「心臟藉由四肢發聲」：

> 心臟所生的血管遍布全身……正因人的四肢布滿這樣的血管，所以醫生若把手或手指放在人的頭部、後腦、雙手、胃部、雙臂或雙腳，他同時便在檢視心臟，也就是說：心臟藉由四肢的血管發聲……心臟若生震顫、欲振乏力，疾病也就不遠了。

對古埃及人而言，心臟是人體的中心，並藉血管連接到人體的各個部位。他們注意到人若暈倒，脈搏會暫時消失，而且描述一般位在胸前的心搏不但變得微弱，還會略往左偏。這正是我們現在所說的心臟無力、肥大，與「鬱血性心臟衰竭」（congestive heart failure）的症狀相符。唾液過度分泌則被稱為「心臟鬧水災」（flooding of the heart），人們一旦咳出過多（因帶血而染色）的粉紅泡沫痰，便可能正面臨急性心衰竭。在《埃伯斯紙草文稿》中，古埃及人更記載心臟這側的胸口和手臂若發生疼痛，表示死亡已在逼近，因為這正是心臟梗塞的典型症狀！

古埃及人認為智識（intellect）歸屬於心臟，藉以號令其它所有的器官。一如《埃伯斯紙草文稿》中所記載的，要讓人體活著、運作著，心臟不可或缺：

> 基於眾生有心，諸神、世人與百獸之口有舌，號令四肢者，實為心、舌也。心之所嚮，舌盡表之。眼所觀、耳所聽、鼻所聞，皆為心用。智之所行，心體現之；心之所思，舌覆述之。爰手之所及、足之所履、四肢之所動，萬般作為，盡遵其令。

古埃及人認為，心臟乃是生命的核心，藉由各個管道系統促使血液，還有氣體、淚液、唾液、黏液、尿液與精液在體內各處流動。心臟維繫著生命，心命共生。

因此，古美索不達米亞人及古埃及人雙雙判定心臟才是體內最重要的器官。心跳代表生命，為了順利前往來世，心臟須與肉身同在。與此同時，古中國人也對人體大有研究，他們相信心為一身之主。

■ ■ ■

對中國古人來說，所有的臟器皆以心為尊。[5] 除了心以外的臟器會為心奉獻、供予能量，助其維持平衡。心負責維繫全身上下的安定與和諧，發揮促進生理、心理、情緒及靈性健康的力量。道家典籍《管子》大約成於戰國中期至晚期，早於西元前三世紀；根據書中記載，管仲就曾針對西元前二六〇〇年的醫學古籍《黃帝內經》進行研究，並據以提出以下論述：

心之在體，君之位也，九竅❷之有職，官之分也。心處其道，九竅循理；嗜欲充益，目不見色，耳不聞聲。[6]

《黃帝內經》成書於四千七百年前，主要記述中國古代黃帝提出健康的本質、疾病和治療方面的問題，並同御醫岐伯講論醫學的內容。到了西元前二世紀，西漢淮南王劉安召集門客編寫道家典籍《淮南子》一書，擴充了《黃帝內經》中「心者，君主之官也」的概念，寫道：

夫心者，五藏之主也，所以制使四支，流行血氣❸，馳騁於是非之境，而出入於百事之門戶者也。是故不得於心，而有經天下之氣，是猶無耳而欲調鐘鼓，無目而欲喜文章也。[7]

---

❷九竅係指人體的九個孔洞，即雙目、雙耳、兩側鼻孔、嘴部、尿道，以及肛門。

❸此處的「氣」（life energy）係指生命能量。

《黃帝內經》被視為中國古代最重要的醫學典籍，至今仍是傳統中醫師不時翻閱的參考書。這份早期的醫學文本約與蘇美的醫學泥板（西元前二四〇〇年）及埃及醫生印和闐（西元前二七〇〇年）同期，且此三大文化都把心臟視為人體內最重要的器官，不但支配我們的肉體，甚至決定我們的生死。一五七〇年，明朝養生家李豫亨曾於其著作《推篷寤語》中寫道：

墳素之書以心為身中君主之官，神明出焉，以此養生則壽，沒齒不殆。主不明則道閉塞而不通，形乃大傷，以此養生則殃。[8]

《黃帝內經》對中國人如何看待「心在生命中的重要性」有著深遠的影響，我們亦可從明朝儒醫李梴在一五七五年所寫的《醫學入門》看出這點：

心者，一身之主，君主之官。有血肉之心，形如未開蓮花，居肺下肝上是也。有神明之心，神者，氣血所化，生之本也……[9]

《黃帝內經》收錄了「心主身之血脈」、「經脈流行不止、環周不休」、「氣【血】……如水之流，如日月之行不休……如環之無端，莫知其紀，終而復始」等字句，似可見中醫早在威廉．哈維「發現」循環系統的四千年前，就懂得血液循環了。[10]

對中國古人來說，心統掌人體的器官，是生成靈和血，以滋養肉身的「生之本」。快樂的心意味著延年益壽，而大腦就像骨髓，只不過是受到滋養的髓質罷了。如今，我們認為大腦的情志功能分屬於五大臟器，即「心主喜、肝主怒、脾主思、肺主悲、腎主恐」。

■ ■ ■

一如古中國人，古印度人也認為心是「生命」與「感知」的所在。阿育吠陀（Ayurvedic）醫學——全世界最古老的全面（周身）治療系統之一——即描述心主宰著「prana」（梵文，表「生命力」）的變化，並深信人的健康取決於身心靈三者間的平衡。[11]其文獻內容源自西元前一六〇〇年左右，也就是印度吠陀時代（Vedic era）早期。

我們可在印度教（Hinduism）最古老的聖典，也就是四部吠陀[4]（the four Vedas）中，找到彙編而成的「本集」（Samhitas）記載了阿育吠陀醫學的諸多知識。《遮羅迦本集》（*Charaka Samhita*，西元前五百年）描述了當時人們所理解的人體、飲食和衛生，以及多種疾病的症狀和治療方法，《妙聞本集》（*Sushruta Samhita*，西元前兩百年）則描述了遺體支解、胚胎學和人體解剖，甚至還有探討治療酗酒的部分（沒錯，這在西元前兩百年也是個問題）。

阿育吠陀的醫學集敘述心有十大出口或管道，和古代中醫師所說的九竅類似。心以「rasa vaha srotas」（梵文，表「生命汁液」）滋養全身，並藉生成的管道將養分送至體內的其它部位。

「Mana」（梵文，表「意識」）位於心臟，負責相互協調靈魂、感官與肢體。《遮羅迦本集》記述意識與思想皆居於心，《妙聞本集》則敘明胚胎中心臟最先形成，乃意識與智識之所在。古阿育吠陀醫學雖然普遍接受，也教導大家心是靈魂與感知的居所，卻也有人質疑這種傳統的思維。據《貝拉本集》（*Bhela Samhita*，約西元前四百年）記載，意識位在頭部，「chitta」（梵文，表「思維」）位在心臟；意識下的感知及動作歸屬大腦，心理狀態才歸屬心臟。兩千多年前，這些阿育吠陀的古思想家可能就已在描述心腦之間存在連結了。

馬其頓王國的亞歷山大大帝（Alexander the Great）東征時，其所率領的軍隊中包含了學者及醫生，西元前三二六年，他們和平占領了印度次大陸與中亞交界的塔克西拉（Taxila，今巴基斯坦境內），促使古希臘、古印度兩大文化彼此交融，學人間相互激盪，而且實際上，這兩大醫學知識系統對心臟所抱持的論點極其相似。

■ ■ ■

❹ 吠陀經通常包含四大部分：《吠陀本集》（*Samhitas*）、《梵書》（*Brahmanas*）、《森林書》（*Aranyakas*）與《奧義書》（*Upanishads*）；而現代學者所指的吠陀，係針對上述四部分中的本集，再依其性質及旨趣分為《梨俱吠陀》（*Rig Veda*）、《娑摩吠陀》（*Sama Veda*）、《夜柔吠陀》（*Yajur Veda*）與《阿闥婆吠陀》（*Atharva Veda*）。內容一般為咒語、禱詞、祭儀、讚歌等形式。

古希臘人深信無論是人是神，有心才有命。西元前十六世紀，希臘的邁錫尼人（Mycenean Greek）尊崇美酒暨狂喜之神戴奧尼修斯（Dionysus）。戴奧尼修斯為宙斯與波瑟芬妮（Persephone）私通所生，宙斯之妻希拉（Hera）得知後妒火攻心，派遣泰坦巨神（Titans）殺害戴奧尼修斯，將其分屍，並欲烹煮而食。此時，宙斯最寵愛的女兒雅典娜（據聞其身穿甲冑從宙斯的頭中迸出，一出生便是完全成長的女戰神）順利地攔截戴奧尼修斯之心免遭分食，交予宙斯，宙斯遂將該心磨碎，倒入藥水，交給美麗的底比斯公主賽墨勒（Semele）喝下。賽墨勒乃是一介凡人，她在請求宙斯向其展現真身時慘死於雷霆之火，但在這不久前，宙斯已先從她的腹中救出戴奧尼修斯，並縫入了自己的大腿，保他出世。

即便古希臘人和阿育吠陀醫學對於心臟的論點相當類似，後者也許更勝一籌，描述生命汁液在送抵身體的各個部位後，還會重回心臟（此即循環的概念，約比哈維的發現早了兩千年）。《貝拉本集》曾記載：「血【液】先自心臟噴射而出、分送至身體各個部位，之後再流回心臟。」

縱使古希臘和古印度可能有過一些知識上的交流，但希臘人和之後的羅馬人卻一味固守他們對身心如何運作所抱持的論點。當歐洲陷入長達一千年的黑暗時代，探索科學遭到禁止，任何有關心臟的新知遂而中止，直到文藝復興及李奧納多・達文西（Leonardo da Vinci）、威廉・哈維等人的出現，才又重現曙光。

第二章　心與靈

隨著古文明越來越進步、古人沉思的時間越來越長，他們也開始質疑個人的心智能力（mental abilities）——理智與感知——究竟位於體內何處。生命無形的本質——靈魂——又在何方？有些古人深信靈魂藏於心，屬心臟派（cardiocentrist，字首源於希臘文的「kardia」，表「心臟」），有些古人則認為靈魂居於腦，屬大腦派（cerebrocentrist，字首源於拉丁文的「cerebrum」，表「大腦」）。多數的古文明——包括蘇美人、埃及人、中國人、印度人、一些希臘人（即亞里斯多德〔Aristotle〕）與羅馬人在內——都認為心臟才是體內情緒、思想與智能之所在，而非大腦。

卜塔（Ptah）是古埃及孟斐斯地區信仰的造物神，當地的埃及人認為卜塔先天地之生而生，以「心」創造了世界。位於埃及南部的努比亞地區中，有位法老沙巴卡（Shabaka）曾擁有一塊西元前七百年左右製成的石碑，其宣稱這塊石碑是在孟斐斯境內的卜塔大神廟（Great Temple of Ptah）所發現，且碑上刻的是埃及更早期、約莫落在西元前三千年至兩千四百年前的神學文獻——孟斐斯神學（Memphite Theology），碑文內容如下：「卜塔心思之、言及之，世界遂應神力而生。」後代稱之為「沙巴卡石碑」（Shabaka Stone）。

古埃及文的「ib」意指「心」，可表有形的心臟，也可表無形的意識、智能、意志、欲望、心情或理解。古埃及人認為，母體在受孕時，其心上的一滴血形成了胎兒的心臟，而這樣的心臟，得以跳脫肉身之死存活下來。肉身一旦死亡，「ib」將與瑪阿特之羽一併稱重，以判定此人生前是否積德行善，這才由奧西里斯護送至蘆葦之野；「ib」若重於羽毛，將遭女神阿米特吞食，靈魂從此灰飛煙滅。埃及文中有不少結合「ib」的用法：「aA-ib」（巨大之心）表「驕傲、自負」、「awt-ib」（長心）表「快樂」、「aq-ib」（受信任之心）表「摯友」、「awnt-ib」（垂涎之心）表「貪婪」、「bgAs-ib」表「心煩意亂」、「arq-HAty-ib」（敏銳之心）表「睿智」、

「dSr-ib」（讓心轉紅）表「盛怒」、「rdi-ib」（獻心）表「奉獻」，以及「ibib」（心對心）表「最愛、愛情」。[1]

古埃及人記載醫學的莎草紙中並未廣泛提及大腦，而只描述大腦是生成黏液的器官、經由鼻腔掏淨而已。心臟才攸關生死。

埃及人並不是唯一把心臟提升到靈魂層次的古人。約在歷史上的同時，中國人也逐漸相信心臟是人體的「君主」之官，亦為心智之所在。

■ ■ ■

中國古人深信，感知、感受、智能皆位於心。心主人體的「神」（shen），在傳統中醫上特別重要。心被視為「君主之官」、「五藏之主」，當人體健康、平衡，心便成功扮演了明君、仁主。

在中國哲學思想中，「xin」可指人的個性、感受，或指人對於某人某事抱持信心、感到信任。❺其在字面上雖指生理之心，偶爾也會譯成「心智」；此外，鑒於中國古人又認為心是靈魂、思想、智能與感受之所在，該字有時亦會譯為「心神」。[2]反之，傳統中醫裡的臟器可不包括大腦。如今，我們認為大腦的運作和疾病的生成，都是五臟——心、肝、脾、肺、腎——平衡互動下的結果。

■ ■ ■

一如中國古文的「xin」，梵文（Sanskrit，印度教的古文）則是用「hridaya」或「hridayam」稱呼「心」，其也可譯為「感知處」或靈魂。[3]人們指出「hridayam」係由三部分構成，分別是「hri」、「da」與「ya（yam的變化）」，其中「hri」表「接受」，「da」表「給予」，「ya、yam」表「往復不休」。難不成人們早在三千五百年前就用「hridayam」來暗喻心臟的收縮及循環？

❺前者指「心」，後者指「信」，此處應為諧音上之謬誤。

在古印度，濕婆（Shiva）——保護神、邪惡破壞神、宇宙及生命再造之神——也稱「Hridayanath」，即「心之王」；其妻帕爾瓦蒂（Parvati）——大地之母——則稱「Hridayeswari」，即「心之女神」。

■ ■ ■

古代社會一致教導我們，人的本心（靈魂）位在心臟。希臘人很可能早已知道這些內容，而當西方思潮開始在希臘逐漸發展時，希臘人便針對「靈魂的位置」分成了兩派，一是心臟派，一是大腦派，且兩派相互角力，僵持不下。[4] 心臟派係以亞里斯多德為首，他曾在西元前三三〇年左右說道：「心臟是整個有機體最完美之處。因此，感知力的運作原則和靈魂自我滋養的能力，必定位於心臟。」

另幾名早期的希臘思想家則做出結論，認為靈魂位於大腦才對。最早的代表人物應為克羅敦的阿爾科麥翁[6]（Alcmaeon of Croton，約西元前五百年），他還認為精液是在腦中生成，再往下送至脊髓。希波克拉底（Hippocrates，約西元前四百年）則屬大腦派最知名的人物，其理論多以阿爾科麥翁的內容為基礎。然而，斯多葛學派（Stoics）、亞里斯多德及柯斯島的普拉薩格拉斯❼（Praxagoras of Cos）卻都認為心臟才是人體最重要的器官。亞里斯多德因在觀察小雞胚胎的過程中，親眼目睹心臟是最先形成的器官，遂逐漸確立這個想法。他在西元前三五〇年所完成的《動物志》（*History of Animals*）中寫道：「心臟是生命最後衰竭的部位：我們一致發現，最後形成的最先衰竭，最先形成的則最後衰竭。」

亞里斯多德更在《論動物之組成》（*On the Parts of Animals*，約西元前三五〇年）中提到，心臟是「熾熱的、動態的，位居人體的中心，並藉著聯繫心臟與身體其它部位的構造充分獲取能量。」心臟是人體中心的器官、「所有運轉的起源，因其連結了靈魂與生命的器官。」所以，對亞里斯多德來說，心臟是合理的靈魂駐地。大腦

---

❻古希臘哲學家，也是知名的醫學與生理學研究專家，因主張意識經驗源自腦部，所有的感覺皆由腦部協調，而被尊為經驗心理學（empirical psychology）之父。

❼古希臘醫學家，最重大的醫學貢獻是區分人體內動脈與靜脈的功能及差異。

非但遠離人體的中心，還冷冰冰的，毫無溫度；但心臟卻是溫暖的，溫暖就等同生命。亞里斯多德深信，心臟是人類感知與智能的來源；對他而言，大腦扮演著「冷卻」的功能，藉著黏液調和心臟與血液。這個概念自此確立，而我們日後在腦內所標示的「pituitary gland」（腦下垂體），正是從拉丁文「pituita」演變而來，意指「黏液」。

亞里斯多德認為「人的感知與靈魂位在心臟」並非無稽之談，其實突如其來的重大情緒波動會引起脈搏加速、心跳更強而有感、心律異常、心肌梗塞以及猝死。雖然我們現在都知道這些反應屬於心腦連結的一部分，但亞里斯多德是以科學家的身分觀察到這個現象，所以對他來說，靈魂位於心臟相當合理。他駁斥大腦，反讓心臟躍升為生命的中心，促使心臟保有這麼重要的地位近兩千年之久。

■ ■ ■

來自希臘帕加瑪的醫生克勞迪亞斯・蓋倫（Claudius Galenus of Pergamum，一二九年至二一六年，簡稱「蓋倫」）曾為了獲取名利，於一六二年移居羅馬，且經後世認定為繼希波克拉底之後，人類古代史上最重要的醫生。他贊同亞里斯多德，認為心臟為人體生成熱能、促使血液沸騰，血液遂而在受熱過程中由紫轉紅。[5] 他還在《論人體各部位之用途》（*On the Usefulness of the Parts of the Body*，約一七〇年）中寫道：「心臟向來是爐石、人體內固有的熱源，也是和靈魂關係最密切的器官。」然而，他卻反對亞里斯多德「大腦冷卻心臟」的看法，主張大腦得要離心臟更近，才做得到這點。

蓋倫在研讀希波克拉底和柏拉圖（Plato）的學說後，逐漸認為靈魂具有三大結構，並沿用柏拉圖的說法❽，描述「理性的靈魂」（rational soul）位於腦、「意志的靈魂」（spiritual soul）位於心、「嗜欲的靈魂」（appetitive soul）位於肝。大腦主宰認知；心臟主宰情緒。

---

❽即柏拉圖的靈魂三分說，詳見第四章：情緒之心。

早期的文化多屬心臟派，認為人的心智與靈魂位於體內的心臟，而非大腦，而這樣的理念，在之後數百年影響中國（傳統中醫）及印度（阿育吠陀醫學）甚鉅。至於西方世界，縱使有希波克拉底、柏拉圖等人支持大腦派，天主教會卻將亞里斯多德與蓋倫的學說納入教義，在後來長達一千五百年中——橫跨了整個黑暗時代——歐洲人對此堅信不移，倘有異議，皆視為褻瀆神明。

第三章　心與神

古文明之所以構想出眾神或單一的神，乃是為了解釋自身的存在及宇宙的創始。多數文化都認為人人心中有神，對許多人來說，心是與神連結的途徑。

在古印度，《奧義書》（*Upanishads*）成於印度吠陀時代晚期（西元前一七〇〇年至四〇〇年），係以吠陀梵語寫成的宗教暨哲學專著，對古印度在靈性概念上的發展扮演著重要的角色。書中描述心即「Brahman」（吠陀梵語，表「宇宙或世界之本源」或「神」，《奧義書》中稱為「梵」）之所在。《歌者奧義書》（*Chandogya Upanishad*）記載道：「這是我最內心的靈魂，大於地，大於空，大於天，這樣的靈魂，我內心的自我（self），它是梵。」

古印度人認為心有靈魂，主掌所有的思想與情緒，為自我之所在。[1] 心還連結天與地，人藉以體會宇宙之愛。心不但是靈魂駐處，更是神愛的所在。《大森林奧義書》（*Brihadaranyaka Upanishad*）中，耶若伏吉耶（Yajnavalkya）向毗提訶國王遮那迦（Janaka, Emperor of Videha）開示時即說道：

就是心，大王啊！因為心確實是一切眾生的居處，大王啊！心確實是一切眾生的根基，大王啊！因為一切眾生都立足於心，大王啊！心確實是至高的梵，若有人知道這樣崇拜它，心就不會離開他……

■ ■ ■

西元前六世紀至五世紀，孔子創立了史上最具影響力的宗教哲學之一——儒家，旨於追求「天人合一」，即達到內心的和諧，並與天道合而為一。孔子教導我們「既來之，【心】則安之」，深信本心在沒受到思緒的干預下，會在道德上為我們指引方向：「內省【心】不疚，夫何憂何懼？」

西元前四世紀，中國思想家孟子教導人們「學問之道無他，求其放心而已矣」，他在儒家中的重要性，僅次於孔子。

■ ■ ■

佛教屬於另一種東方的倫理宗教。據信佛教經典《般若波羅蜜經》（*Prajnaparamita Sutras*）成書於西元前一百年至西元後五百年間，共有四十部佛經，而其中的《般若波羅蜜多心經》（*Heart Sutra*，簡稱《心經》）乃是人們最常背誦且研讀的經文之一，佛教徒每日打坐冥想都會背誦《心經》。《心經》（梵文為「*Prajnaparamitahrdaya*」，表「完美智慧之心」）敘述了「空」（sunyata）的本質，而「空」也正是佛家的基本概念。

明末四大高僧[9]之一紫柏真可（一五四三年至一六〇三年）曾這麼描述《心經》：「此經大部之綱骨。如人一身。雖有五臟百骸。惟心為主。」

■ ■ ■

從中國略向西行，我們則發現亞伯拉罕諸教皆信奉一神論，且教眾是透過心與神連結。在希伯來人的律法《妥拉》❿（*Torah*，西元前七百年至三百年）中，「lev」（希伯來文，表「心」）就出現了七百多次。對希伯來人而言，心是與神同在的地方，也是個人性靈、道德、情緒與智能行為的中心。

我要賜他們認識我的心，知道我是耶和華。（〈耶利米書〉第二十四章第七節）

不要看他的外貌和他身材高大，我不揀選他。因為，耶和華不像人看人：人是看外貌；耶和華是看內心。（〈撒母耳記上〉第十六章第七節）

你要保守你心，勝過保守一切，因為一生的果效是由心發出。（〈箴言〉第四章第二十三節）

但心可能是善的來源，也可能是惡的來源。

神的律法在他心裡；他的腳總不滑跌。（〈詩篇〉第三十七章第三十一節）

智慧人的心居右；愚昧人的心居左。（〈傳道書〉第十章第二節）

■ ■ ■

基督教的《新約聖經》（五〇年至一五〇年）中，「心」這個字也出現了一百零五次。心牆內涵蓋了上帝的智慧，遂能使世人獲得上帝更崇高的愛。早期的基督徒深

---

❾ 雲棲袾宏、紫柏真可、憨山德清、蕅益智旭分別是明朝末年的四大高僧。明神宗萬曆時期佛教復興，佛教中名僧輩出，前述四人因在當時對佛法貢獻甚鉅，為後世所共知。

❿ 《舊約聖經》的前五卷：〈創世記〉、〈出埃及記〉、〈利未記〉、〈民數記〉、〈申命記〉，在猶太教中備受重視，據傳出於摩西之手，亦稱〈摩西五書〉。

信心是靈魂所在，更是個人屬靈活動及人類身心運轉的核心。

你們就是我們的薦信，寫在我們的心裡，被眾人所知道所念誦的。你們明顯是基督的信，藉著我們修成的。不是用墨寫的，乃是用永生神的靈寫的；不是寫在石版上，乃是寫在心版上。（〈哥林多後書〉第三章第二節至第三節）

這是顯出律法的功用刻在他們心裡，他們是非之心同作見證，並且他們的思念互相較量，或以為是，或以為非。（〈羅馬書〉第二章第十五節）

清心的人有福了！因為他們必得見神。（〈馬太福音〉第五章第八節）

《新約聖經》的〈馬太福音〉、〈馬可福音〉與〈路加福音〉都一再重覆你要「盡心、盡性、盡意愛主——你的神」。

希波的聖奧古斯丁（St. Augustine of Hippo）在其《懺悔錄》（*Confessions*，約四

〇〇年）中，把「cor inquietum」（拉丁文，表「不安寧的心」）描述成一顆分裂的心，分別有著「聖愛」（對上帝的愛）及「欲愛」（對被造物的愛，亦稱「貪愛」）。[2]他強調每顆心都保有神聖的火苗，一旦點燃，心便倏地燒出熊熊聖光，與神合而為一。這樣的烈焰之心，遂在往後的宗教藝術中成了聖奧古斯丁的代表（圖3）。

十二世紀時，法國克萊爾沃隱修院院長伯納德（Bernard de Clairvaux，最終受封為聖人）寫下了他對「Cor Jesu Dulcissimum」（即「耶穌美妙之心」）的禱告，幫助天主教會建立起最廣為人知且最常奉行的敬拜儀式之一——聖心敬禮（Devotion of the Sacred Heart）。這顆散發光芒、帶著箭傷，時而裹入荊棘之冠的聖心成了耶穌基督及其對世人之愛的象徵，並在日後成為人們敬奉的對象，以及中世紀與文藝復興藝術中常見的主題（圖4）。

■ ■ ■

我們可在伊斯蘭教的聖典《古蘭經》（*Quran*，真主阿拉〔Allah〕降示先知穆

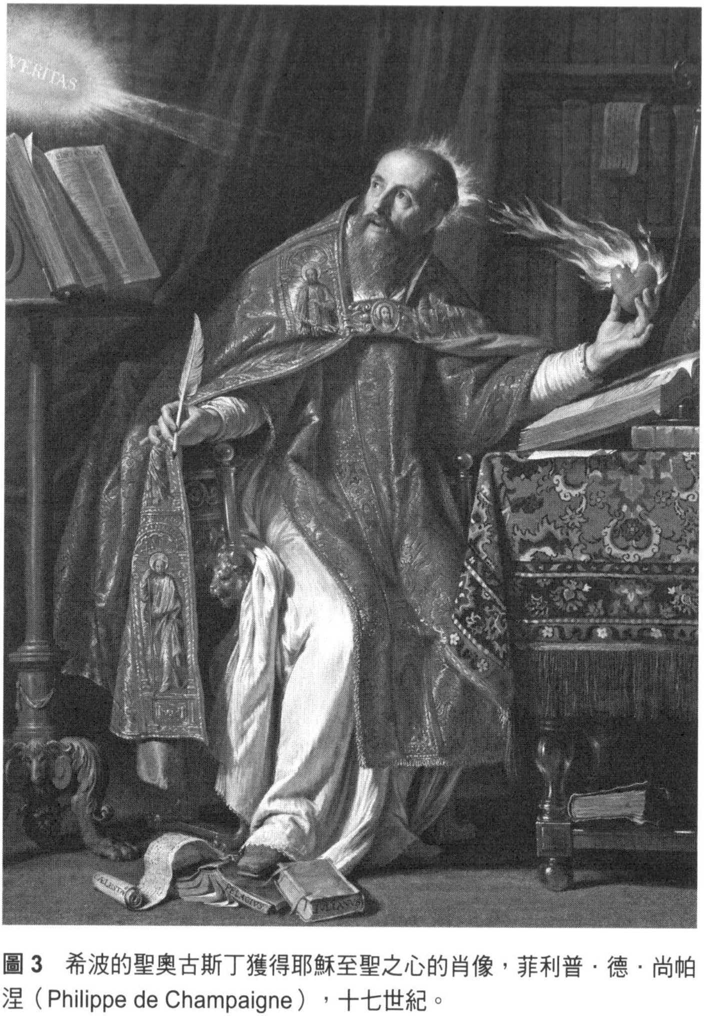

圖 3　希波的聖奧古斯丁獲得耶穌至聖之心的肖像，菲利普·德·尚帕涅（Philippe de Champaigne），十七世紀。

圖片來源：Los Angeles County Museum of Art / Wikimedia Commons / Public Domain.

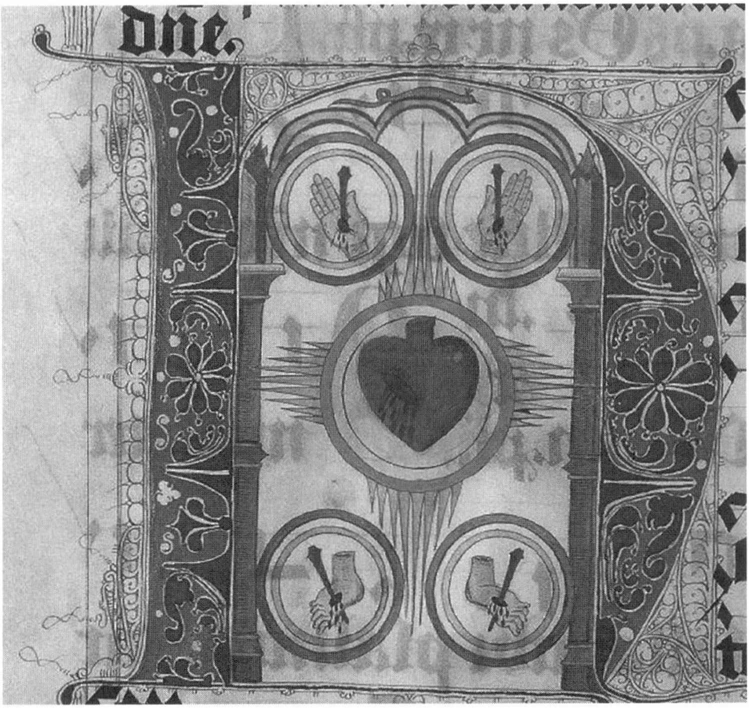

圖4　聖心五傷（此受傷之心描繪了耶穌的肉身遭聖矛〔Lance of Longinus〕所傷），十五世紀手稿（藏於德國科隆〔Cologne〕主教的教會博物館，索引編號「Mn Kn 28–1181」，對開本第一一六頁）。

圖片來源：http://www.ceec.uni-koeln.de / Wikimedia Commons / Public Domain.

罕默德〔Muhammad〕的內容；七世紀）及《聖訓》（*Hadith*，先知穆罕默德的言行錄，八世紀至九世紀）中找到心臟生理與結構上的相關知識，就連心臟方面的疾病，經文內也有提及。

《古蘭經》中出現了一百八十次的「心」。在伊斯蘭教早期的教義中，心是感覺和理智的中心。健康的心既虔誠又理性，生病的心則殘酷不仁，也喪失通曉和理解的能力。

> 事情就是這樣的，誰尊敬真主的標識，那是心中的虔誠發出的。（〈朝覲〉第二十二章第三十二節）

> 難道他們沒有在大地上旅行，因而有心可以瞭解，或者有耳可以聽聞嗎？因為肉眼不盲，胸中的心眼卻盲了。（〈朝覲〉第二十二章第四十六節）

目前醫學上的知識描述心臟單純是「血液的幫浦」，堪稱為人們揭開了心臟的奧祕；心臟不再蓄藏靈魂，也不再是世人與神建立關係的地方。只不過，心卻仍象徵著無私奉獻的愛，而且很多人還是會說：「把心交託給神。」對虔誠的人而言，神不在腦中，卻在心中。

第四章　情緒之心

古印度梵文史詩《羅摩衍那》（*Ramayana*，西元前七世紀）中羅摩（Rama）的故事（圖5），體現出心中的愛與奉獻。

羅摩在遭放逐十四年，並殲滅邪惡的多頭魔王羅波那（Ravana）及魔兵後，被加冕為阿逾陀國王（King of Ayodhya）。為表慶賀，人人都收到了他所分送的珍貴禮物與飾品，羅摩之妻悉多（Sita）則送給了神猴哈努曼（Hanuman）——忠誠追隨羅摩的將軍——一條美麗的珍珠項鍊。

哈努曼接過項鍊，仔細端詳了每顆珍珠，隨後棄之一旁，眾人無不詫然。

旁人問及哈努曼何以丟棄寶貴的珍珠，他回答自己在珍珠中找尋羅摩的蹤跡，但

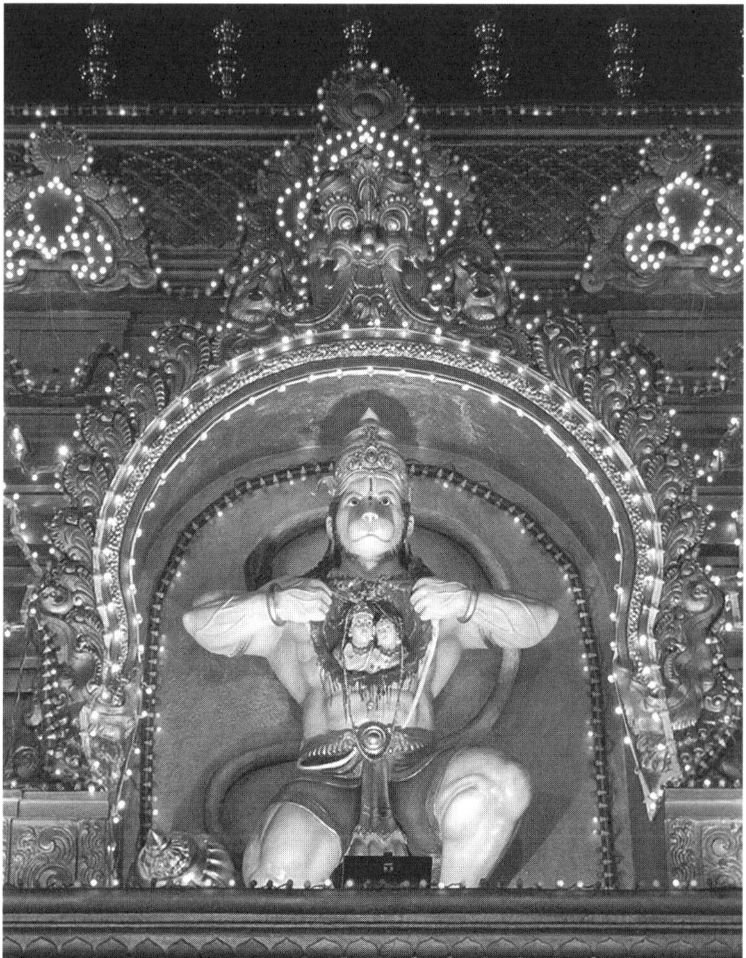

圖 5　哈努曼昭示心上的羅摩與悉多。

圖片來源：Karunakar Rayker / Wikimedia Commons / Public Domain.

卻遍尋不著；沒有羅摩的東西就毫無價值，所以這些珍珠對他猶如廢鐵。

當眾人嘲笑地追問哈努曼自己的體內有沒有羅摩王呢，他於是扯開胸膛、露出心臟，且心上的羅摩與悉多昭然可見，旁人自此對其忠貞堅信不疑。

古印度奉行阿育吠陀醫學的人都認為，人的心其實有兩大部分：向體內輸送養分的生理之心，還有經歷愛、欲、悲的情緒之心。[1] 收錄於四部吠陀的《妙聞本集》（西元前六世紀⓫）記載道，情緒之心——抑或心的欲求——始於子宮：

在第四個月，胚胎的一些器官變得更加明顯，且因心臟已經成形，生命機能也開始逐一呈現；由於心臟正是生命機能所在，所以母體在懷孕的第四個月，胎兒便會開始展現對各種感官目標的欲求，我們或許才會注意到這種稱為「渴望」（longing）的現象。

孕婦同時擁有兩顆心臟，從而被稱作「渴望的婦女」，而且這些渴望應該獲得滿足，因若未獲滿足，胎兒就易駝背、缺手、跛足、愚鈍、矮小、斜視、眼瘦或全盲。有鑑於此，不論孕婦想要什麼，我們都應盡量滿足。當人們據此滿足她的渴望，她才能誕下英勇、健壯又長壽的兒子。

當我問起老媽她在懷我的時候，個人的渴望是否都有獲得滿足，她聳了聳肩，說道：「兒子，不管怎樣……我全心愛著你就對了。」

■ ■ ■

古希臘人——甚至許多大腦派——依舊認為心承載著情緒。[2] 西元前八世紀，古希臘詩人荷馬在史詩《伊里亞德》（*Iliad*）中寫道：「那個人我看跟哈得斯的大

⓫ 該本集之成書年代無法確定，眾說紛紜，其中不乏追溯至西元前六世紀，但現今一般傾向於認為其傳世本成於三世紀至四世紀間，且經多人改編、增補內容，方形成今日所見之文獻體裁。

門同樣可恨，他把話藏在心底，和嘴巴說的不一樣。⓬」古希臘哲學家赫拉克利特（Heraclitus）也在西元前六世紀年寫道：「你很難鬥得過心的欲望，因為無論心想要什麼，你都得以靈魂為代價。」心是愛、勇氣與生命的中心，不僅人類如是，諸神亦然。

太陽神阿波羅（Apollo）發現愛神厄洛斯（Eros，羅馬神話中的丘比特）正在製作弓箭，便告訴厄洛斯這種武器應該留給像他這樣強大的戰神才對。厄洛斯聽了之後怒火中燒，於是爬上帕那索斯山（Mount Parnassus）射出了兩支箭：第一支銳利的金頭箭射穿了阿波羅的心，令他愛上了河神帕紐斯（Peneus）美麗的精靈之女達芙妮（Daphne）；另一支鈍滯的鉛頭箭則射穿了達芙妮的心，令她打從心底憎惡愛情。後來阿波羅鍥而不捨地追求達芙妮，但她一心只想逃離，最後懇求父親伸出援手，帕紐斯遂將其變成一棵散發香味的月桂樹（希臘文的「daphne」即表「月桂」），以杜絕阿波羅的追捕。

荷馬時代（西元前十二世紀至八世紀）的希臘人試圖藉著教導人體內有兩種靈魂——一種是不朽的生命靈魂「psyche」，另一種是掌控情緒、衝動和欲望的血氣

「thymos」——來化解心腦之間的對立。荷馬認為「psyche」在頭，「thymos」在心；除了憤怒和欲望，心更是勇氣的來源，會帶動英勇的行為。《伊里亞德》中的艾阿斯（Ajax）在斥責阿基里斯（Achilles）時，阿基里斯答道：「……我的怒氣就湧上心頭。[13]」

對古希臘人而言，心即是愛。西元前七世紀，古希臘女抒情詩人莎芙（Sappho）居住在萊斯博斯島（Lesbos），麾下皆為女門徒的她就曾寫下這樣熱情如火的詩句：「愛又擾亂了我的心，如自山巔橡林吹下的風。」

■ ■ ■

師承蘇格拉底（Socrates）的柏拉圖比較像是哲學家，而不像是科學家。他在

[12]《荷馬史詩：伊里亞德》，呂健忠譯注，書林出版。二〇二一年十月一版，第三六八頁。

[13]《荷馬史詩：伊里亞德》，呂健忠譯注，書林出版。二〇二一年十月一版，第三五二頁。

《理想國》（*Republic*，約西元前三七六年）中寫道：「內心中堅守事實的人，才配得上哲學家的頭銜。」柏拉圖深信，神聖的造物者創造了人類，且在人人身上放入了一個永生的靈魂（immortal soul）及兩個俗世的靈魂（mortal soul），他並支持大腦派，認為頭部支配人體。

柏拉圖在《蒂邁歐篇》（*Timaeus*）中闡明，永生的靈魂併同兩個俗世的靈魂一起支配人體，後者較為次等，一個在心，一個在胃；熾熱又規律跳動的心主宰憤怒、驕傲與悲傷，胃則主掌飢餓與肢體功能。此外，情欲源自於心，真愛卻源自於腦。原來早在西元前四世紀，古希臘人就已在描述許多人現在已經接受的道理：大腦主事理智與感知，心臟蓄藏人類的情緒——這實在太神奇了。「科學家」柏拉圖還敘述心是「血管之交，血液之泉」，記載肺部冷卻心臟，這樣靈性才更能依循理智、保持冷靜，而不致意氣用事、被情緒沖昏了頭。

古羅馬人主要是根據蓋倫的學說，才接納了柏拉圖的靈魂三分說[14]（tripartite soul theory）。數百年來，這些學說不但擴及到各個社會，心也一如既往扮演著人類情緒的住所。縱使人們認為永生的靈魂不在心中，心卻仍是人體內愛欲、憤怒與悲傷的駐地。這樣的概念橫跨東西，之後的一千五百年間都未見改變。

古羅馬海軍司令官暨博學家老蒲林尼（Pliny the Elder）曾經撰寫史上第一部的百科全書《博物志》（*Naturalis Historia*）。西元七九年，義大利面臨維蘇威火山（Mt. Vesuvius）大爆發，老蒲林尼企圖以船艦拯救親友而不幸亡故。他所最知名的，或許正是他筆下「心在便是家」的字句。一如當代的人，老蒲林尼深信人的內心有著對家人、家園的愛，家就常駐在人們心中——不論是以哪種形式。

⓮即人類的靈魂分為「理性的靈魂」、「意志的靈魂」和「嗜欲的靈魂」三部分。

第五章　古代對實際心臟之理解

心臟為極其強壯之肌肉。

——希波克拉底，西元前五世紀

古希臘人約在西元前七百年開始行醫。[1] 在這之前，古希臘人受到了古埃及人信仰的影響，也認為人類患病是遭天譴所致。克羅敦的阿爾科麥翁——古希臘數學家畢達哥拉斯（Pythagoras）的學生——是最早開始撰寫醫學主題的希臘文人之一，可能也是首位針對人體——不論是活人還是死人——進行解剖研究的希臘人。依據阿爾科麥翁的實驗觀察，他認為大腦擁有各種知覺，是人體心智與思想之所在。

一如阿爾科麥翁，大部分的古希臘人皆屬大腦派（亞里斯多德是主要的例外）。

比方說，一個人受到撞擊之後可能昏倒（頭部內的「psyche」受到影響），肉體卻仍持續運作（心臟裡的「thymos」繼續維持人體機能），這導致許多古希臘文人誤以為頭部——而非心臟——才是血管的始點，而這些血管會向身體的其它部位——包括心臟——輸送「pneuma」（古希臘文，表「精氣」、「生命力」）。

古希臘醫生認為心臟是個火爐，它一旦停止跳動，人體不就冷卻下來了嗎？心臟先以來自腦部的血液和精氣作為燃料，再經過呼吸的煽吹，生成體內的熱。

■ ■ ■

來自柯斯島（Kos）的希波克拉底常被視為醫學之父。醫學院的學生畢業時，都會根據「希波克拉底誓詞」（Hippocratic Oath）起手宣誓，信守「但求無傷」（do no harm）的承諾。希波克拉底不但曾經創建醫學院，還是首位教育人們疾病乃是自然環境造成——而非天譴——的醫生。他更把醫學單獨列為一門學科，分屬於宗教與哲學之外。

《希波克拉底作品集》（*Hippocratic Corpus*）彙集了近六十篇與希波克拉底及其學說有關的古希臘醫學著作（西元前五世紀至西元後二世紀）。其中的〈論心篇〉（*On the Heart*）首次記錄了心臟結構上的細節。根據希波克拉底的學說，心臟貌似金字塔，顏色緋紅，位於膜囊（membranous sac），亦即現在所說的心包囊（pericardial sac）內。此膜囊經過液體潤滑，且該液體有助於吸收心臟的熱（心包液〔pericardial fluid〕；試想一下引擎油或煞車油吧）。

希波克拉底教導學生，人們倘若拿掉心臟的「雙耳」（心房〔atria〕），就會看到腔室（心室〔ventricle〕）的孔洞。雙耳的作用原理和鐵匠所用的風箱一樣：隨著它擴大、縮小而吸入、推出空氣。其功用亦可透過以下獲得證實：心臟跳動時，耳朵會因腔室膨脹、縮癟而有不同的動作（也就是說心室擴張，心房就收縮），此乃心房心室同步化（atrial-ventricular synchronization）。〈論心篇〉還指出，心臟的瓣膜僅供單向流動，希波克拉底稱之為「大自然的鬼斧神工」。

我們也可從《希波克拉底作品集》讀到最早描述如何診斷心臟衰竭的內容之一，其中，他是這麼敘述自己如何檢查衰竭的心臟及肺積水的：「當你把耳朵抵在對方胸前，細聽一段時間，那聽起來就像是醋在沸騰的聲音。」希波克拉底可能還是最早描述心因性猝死（sudden cardiac death）的人，他曾說：「毫無任何癥候下頻繁暈倒、嚴重昏厥，都會招致猝死。」這樣的猝死多因危險的心律不整導致心臟失去功能，目前位居全美自然死因的第一位。

希波克拉底根據阿爾科麥翁的文獻，推斷出大腦才是智能所在，而非心臟，但最後亞里斯多德於心腦論戰中勝出，多數的西方文明也都篤信心臟是體內的靈魂駐地，直至近代。

■ ■ ■

亞里斯多德是第一個明確描述心臟腔室的希臘人——縱使他所觀察到的是三個腔室，而非四個腔室。[2]他認為右側腔室（可能是右心室）的血量最多，血液溫度最高；左側腔室（可能是左心房）的血量最少、血液溫度最低；而中間腔室（可能是左心室）的血量適中，血液也最純、最稀。另有人主張亞里斯多德未把右心房視為心臟的腔室，而是一條充血、連結心臟的血管。

如今，我們都知道這是錯的。亞里斯多德是藉殺死動物進行解剖，而這或許說明了他在單一腔室所觀察到的血量為何有所差異。動物遭其勒斃，導致右側心臟及血管充滿了深色血液，左側心臟的血液卻逐漸枯竭。

亞里斯多德認為心臟是血管系統的中心，這正確無誤。他曾在《論動物之組成》中寫道：「血管系統與花園中鋪設的水道類似，其原先建構在單一水源或湧泉【心臟】之上，接著細分成多條渠道，每條渠道再往下分支、越分越細，如此一來，才能處處供水，無一遺漏。」亞里斯多德還認為大腦有如一台冷卻心臟的散熱器，較複雜、理性的生物在與較簡單的生物——如昆蟲——相比之下，會產出更多的熱，因此，人類需要大腦來冷卻高溫、熱情的心臟。

■ ■ ■

自西元前四世紀至西元後七世紀，埃及的亞歷山卓城（Alexandria）一直都是希臘人的學習中心。亞歷山大大帝於西元前三三一年創建此城之後，便交由托勒密（Ptolemy）家族——亞歷山大的將帥之一——管轄治理。早在西元前三世紀，亞歷山卓城的醫生就曾解剖人體。當地政府甚至允許活體解剖，趁人體活著時進行支解、切割，教人毛骨悚然，且多以此懲戒罪犯。亞歷山卓城揉合了埃及文化與希臘文化，同時埃及人在為屍體防腐時需要剖開屍身、移除內臟，所以解剖人體一事可為人們所接受，沒啥好大驚小怪。

當時的亞歷山卓城有兩大名醫，一是卡爾舍頓的赫羅菲拉斯（Herophilus of Chalcedon，西元前三三五年至二五〇年），一是基亞島的艾拉西斯特拉圖斯（Erasistratus of Ceos，約西元前三三〇年至二五〇年），將希波克拉底命名為「醫學之父」的也正是這兩人。羅馬醫生奧魯斯．寇內里烏斯．賽瑟斯（Aulus Cornelius Celsus，西元前二十五年至西元後五〇年）曾在其醫學專著《醫術》（*De Medicina*，一世紀）中如此描述他們：

> 再者，由於疼痛和各種疾病生於體內更深層的部位，他倆堅持人們無從在對這些

部位一無所知之下施以治療，所以解剖屍體並深入檢視體內的臟器與腸道是必要的。他倆更堅稱，截至目前為止，當他倆替活人——經國王特許出獄的囚犯——開膛剖腹、觀察著以往在自然狀態下遭到遮蔽的部位時，赫羅菲拉斯堪稱是這方面的佼佼者。[3]

赫羅菲拉斯被視為解剖學暨生理學之父，他認為要研究醫學，就得經由解剖人體瞭解人體。他更是首度進行公開解剖的人物之一，因而發現了神經系統，促使他深信大腦——而非心臟——才是思考的器官；他屬於大腦派。

赫羅菲拉斯也是第一個描述動脈與靜脈有所差異的人。他注意到屍體的靜脈會在血液流乾時乾癟塌陷，但肌肉的動脈卻一直保持柔軟。然而，赫羅菲拉斯誤以為動脈是從心臟吸入了「pneuma」（「氣」或「精氣」）才擴張、向外輸送了「pneuma」和一些血液才收縮，以致生成脈搏。艾拉西斯特拉圖斯——赫羅菲拉斯的門徒暨合作對象——則差不多快要瞭解整個循環系統，他立論主張動脈與靜脈之間必有連結，只不過太過細微、無以辨識，比威廉．哈維發現循環系統還早了一千八百年。

不像亞里斯多德，艾拉西斯特拉圖斯也認為大腦才是體內發號施令的器官，而非心臟。他更率先主張心臟不是靈魂駐地，僅是負責暖化人體的器官而已。

艾拉西斯特拉圖斯曾短暫擔任敘利亞塞琉古一世（Seleucas，西元前三五八年至二八一年）的御醫。塞琉古一世之子安提奧克一世（Antiochus）長年臥病、日漸消瘦，艾拉西斯特拉圖斯在替這位王子檢查時，老是找不出毛病。直到有一天，他注意到王子的繼母斯特拉托尼斯（Stratonice）只要在周遭，這名年輕人的脈搏便加速跳動，肌膚也開始轉紅。艾拉西斯特拉圖斯在疲憊之餘告知了塞琉古一世他的診斷，於是這名已年屆古稀、閱歷無數的國王便和妻子分開，將其許配給自己的兒子，而他兒子的「心病」，自此也就不藥而癒。

■ ■ ■

希臘人建立了解剖學，作為一種研究人體和心臟如何運作的合法手段。隨著羅馬帝國的崛起，這些解剖上的研究仍持續著——即使多由移居帝國境內的希臘人所進行。最名聞遐邇的蓋倫就曾在《論人體各部位之用途》中提到：「心肉很硬，不易受傷……正因沒有器官會像心臟這樣奮力、持續地運作著，所以就硬度、張力、普遍的力量和抵抗受傷的能力來說，心肌纖維可是遠遠超過其它器官。」[4]但問題還在：人的情緒、記憶和思想究竟位在頭部，還是心臟？

古羅馬人深信心臟維持生命，而且愛在心中。羅馬詩人奧維德（Ovid，西元前四十三年至約西元後十七年）就曾寫道：「阿斯克勒庇俄斯（Aesculapius）縱使用盡各種草藥，也絕不可能治癒內心的傷。」阿斯克勒庇俄斯是羅馬神話中的醫神，其所攜權杖上纏有一靈蛇，現代皆以此圖代表醫學。羅馬神話中的愛神維納斯（Venus）則是在兒子丘比特的幫助下，以箭瞄準相愛之人，再射入彼此心中。

古羅馬人相信患病乃是天譴[5]，醫生都會迴避；加上當時羅馬的法律嚴禁解剖屍體，所以羅馬醫生對人體和心臟的了解非常有限，與希臘醫生完全不同。

羅馬人在西元前三〇年征服了亞歷山卓城，導致埃及統治者馬克·安東尼（Mark Antony）與克麗奧佩脫拉（Cleopatra，俗稱「埃及豔后」）雙雙自盡。而羅馬人在察覺到希臘人豐富的醫學知識及其對解剖學的深入研究——主要是赫羅菲拉斯和艾拉西斯特拉圖斯的論著——便開始俘虜醫生帶回羅馬。起初，去的人只有戰俘，後來人們因為羅馬當地有利可圖，遂自願前往。

很快地，羅馬人開始採納希臘人的醫學與科學概念，但心血管系統上的理論卻進展有限，一直到希臘人蓋倫於一六二年移居羅馬。蓋倫對人體和心臟的理論後來被天主教會納入教義，使他成了三世紀至十七世紀間（沒錯，長達一千五百年）西方醫學界中最重要的人物。

蓋倫曾在亞歷山卓城分解動物及人體，成了解剖學專家。他不但獲准支解吊死後的罪犯，還擔任格鬥士（gladiator）的醫生，我們也就不難想像，他在這些瀕死之人開膛剖腹、肚破腸流時所經歷過的解剖課程，可是再真實也不過了——他曾記載格鬥士的傷是「人體之窗」（windows into the body）。蓋倫很快就在羅馬成了響噹噹的人物，甚至為了營利公開解剖、醫治病患，因而聲名大噪，成了羅馬皇帝馬庫斯・奧理略（Marcus Aurelius）欽點的御醫。

蓋倫嚴謹地拜讀了希臘早期的醫學文獻，並藉由實驗證明或推翻前人對心臟與血管所抱持的論點。他尤其尊崇赫羅菲拉斯和艾拉西斯特拉圖斯的論著——縱使他也熱愛糾正他們，並在《論人體各部位之用途》中主張：「即使它看似肌肉，卻和肌肉顯然不同，因為肌肉都是順著單一方向的纖維……但心臟既有縱向纖維、橫向纖維，還有呈現對角、朝某種角度傾斜的第三種纖維。」[6]

蓋倫這項重大的發現，如今正是近代心臟科學中最熱門的研究領域。多數人都瞭解心臟（左心室）會朝同一中心擴張、收縮，以推送血液至身體各處。想像你看到一顆氣球充了氣，之後又消了氣的樣子。只不過，為了充分發揮幫浦的功能，心臟在收縮的同時還會扭動。試想一下你分別從兩端扭擰一條濕掉的擦盤巾，就只為了從指間擠出多餘的水分。這些心肌纖維也是同理，它們分別自頂部、底部及兩側擠壓心臟，並同步扭動，從三種不同的方向充分收縮心臟。

如今，我們知道蓋倫當初對於心臟的立論有諸多謬誤。他認為，兩心室之間的肌肉中膈（muscular septum）存在微小的孔洞，可讓血液在心室間流動；他還認為動脈帶有「pneuma」（參雜一些血液且為人體創造生命精氣〔vital spirit〕的「氣」），這也是錯誤的。蓋倫主張，就人體運作的重要性而言，肝臟居首，心臟次之。他誤以為食物是先經腸部消化，再抵達肝臟、在那轉換成血液。他立論主張肝臟——而非心臟——才是血管的源頭，血液在抵達心臟後，才又被送至體內的各個部位，化為肉身。

一如前人（像亞里斯多德），蓋倫深信左心室的主要功能是為體內的其它部分產熱，還把左心室比喻成煤爐（當時幫浦尚未問世，所以心臟沒被視為幫浦），認為吸入體內的空氣乃是為了冷卻心臟固有的熱。不過，蓋倫確實相當精確地描述了心臟如何運作。他表示，冠狀動脈的血管系統為心臟本身供給血液，透過解剖動物，他也正確地觀察到動物心臟的腔室數都不盡相同。譬如，魚就只有一個心室。

艾拉西斯特拉圖斯曾經主張動脈樹與靜脈樹（現在所說的微血管）相互連結，而蓋倫在接受該理論之前先自行實驗，藉著殺死動物、切斷牠們的大動脈「放血」乃至失血而亡，結果靜脈空了，動脈也空了，證實兩者之間確有連結。他還觀察到幾乎所有的動脈旁都伴隨著靜脈，所以兩者很可能是相連的。但很遺憾地，蓋倫並未進一步合理發掘人體的循環系統。他一直信奉普拉薩格拉斯教導赫羅菲拉斯和艾拉西斯特拉圖斯的：動脈主要為人體的其它部位輸送「pneuma」（氣）。

雖然有人或許會納悶蓋倫是怎麼想出這點的——真是不寒而慄——但他還觀察到

胎血會從胎盤中的母血接收母體吸入的空氣，再繞過胚胎的右心及雙肺（對尚未出生的胎兒來說，肺臟還沒開始運作），逕直流經心房之間的孔洞後進入左心，從而流往胚胎的動脈。他更進一步觀察到胎兒出生之後，上述的孔洞會閉合，血流的路徑也會改變，如今血液轉而流經右心及雙肺，才抵達新生兒的左心。

蓋倫在《論受影響之部位》（*On the Affected Parts*）中寫道：「人體受三大要素主宰。研究顯示，除了主要的【器官】心臟，大腦也是身體各部位敏感度及活動力最重要的來源，同時，肝臟主掌營養機能。鑒於【身體】各部位會隨著心臟同步惡化，所以心情起伏不定會招致死亡。」[7]縱使蓋倫極為推崇亞里斯多德，他仍基於柏拉圖的靈魂三分說加以擴充。當時大腦正開始取代一些——而非全部——人們原先設想是心臟所扮演的功能。活動及感覺功能在於腦，情緒的靈魂則依舊在心。

蓋倫透過人體實驗，為古人在解剖學及生理學上的理解帶來了革命性的成果——尤其是在心臟、瓣膜，以及動脈樹與靜脈樹方面。但其錯誤的理論卻也一直延續下去，包括連接左、右心室的膈膜存在細孔；肝臟透過食物製造血液，亦是人體動脈的起點；以及心臟和血管的功能在於向全身上下分送精氣等等。蓋倫有許多理論一直到十七世紀都仍影響甚鉅，因為大部分的西方文明，乃至後來的醫學知識，都在羅馬帝國於四七六年滅亡之後陷入了黑暗時代，接下來的一千五百年間，人們在科學上對心血管系統的理解毫無任何進展。

第六章　古代的心臟病

縱然我們普遍認為動脈粥狀硬化是現代疾病，但人類在現代化前便已有它的蹤跡，因此，人類的體質可能本就容易罹患此疾。

——美國心臟病學家蘭德爾・湯普森（Randall C. Thompson）等，二〇一三年

我們認為心肌梗塞是種現代疾病。人們如今活得更久、吃得更多、更少運動、變得肥胖、罹患糖尿病，而且抽菸，所以膽固醇的斑塊堆積在人類供養心肌的血管，亦即冠狀動脈的內壁，因而發展出動脈粥狀硬化（atherosclerosis）。沒錯，我們可以假定人類五千年前的老祖宗過著截然不同的生活方式，所以不具有動脈粥狀硬化的風險。

呃，這樣的風險，他們還是有的。

古埃及法老馬尼他（Merenptah）卒於西元前一二〇三年，享年約七十歲的他一直深受動脈粥狀硬化所苦。[1]二〇〇九年，在埃及首都開羅的國立古文明博物館（National Museum of Antiquities）中，曾有二十具木乃伊接受電腦斷層掃描（CT scan）以供研究，而馬尼他的木乃伊正是其一。專家學者發現到這些木乃伊當中，有十六具木乃伊的動脈和心臟都還依稀可見，其中更有九具罹患動脈粥狀硬化（百分之五十六！）。

專家學者也曾對全球不同文明下的木乃伊進行較大規模的研究，指出古人罹患動脈粥狀硬化並不罕見。[2]在這份研究中，專家學者針對橫跨四千多年、遍及四大地理區，同時飲食習慣各異的一百三十七具木乃伊進行全身性的電腦斷層掃描，而這些木乃伊分別來自高脂飲食的古埃及人，共七十六具；食用玉米及馬鈴薯的古祕魯人，共五十一具；北美西南、種植穀物糧草的古普韋布洛印地安人（Ancestral Puebloan），共五具；還有阿留申群島（Aleutian Islands）、以狩獵採集為生的阿留申原住民（Unangan），共五具。後來，電腦斷層掃描的結果顯示，百分之三十四的木乃伊患有動脈粥狀硬化，且在死亡時估計已逾四十歲（這在當時已算高齡）的木乃伊中，有一半患有動脈粥狀硬化。該研究的主筆人表示，「如果不是老化就會罹患動脈粥狀硬化，就是我們遺漏了什麼動脈粥狀硬化的重要成因。」其並推斷，頻繁的感染可能已經促使古人受到慢性發炎所苦，而慢性發炎又可能造成膽固醇堆積在動脈血管壁，導致動脈粥狀硬化。古人往往也用火烹飪、取暖，很可能經常吸入煙霧。

一九九一年，人們在義大利境內阿爾卑斯山的地森喬奇山口（Tisenjoch Pass）發現了一具來自五千三百年前的銅器時代（Copper Age），且因冰封而保存良好的泰羅爾冰人（Tyrolean Iceman，又稱「冰人奧茨」）。專家學者在研究他的去氧核醣核酸（DNA）後，發現到他罹患動脈粥狀硬化性心臟病的風險較高，[3]因其DNA有幾處呈現單核苷酸多態性（single nucleotide polymorphism，即DNA單一砌塊中的變異），而這和現代人所罹患的動脈粥狀硬化息息相關。只不過，這位冰人不是死於心肌梗塞，而是遭人從背後暗算、中箭而亡，況且，和他同期的人也不可能死於心肌梗塞，因為古人活得比現代人短得多，較不可能在「晚年」爆發心臟病死亡。但是，它就在我們的DNA裡呀！隨著文明逐漸發展，位居社會上層的古代民族越吃越多，超出了維生所需，同時越變越懶、越長越胖，最後死於心肌梗塞及心臟衰竭。他們只是還不知道，這就是心臟病啊。

我們目前認為心肌梗塞所會有的症狀，古埃及人早就敘述過了（胸痛時常伴隨死亡），還有心臟衰竭的症狀，古希臘人也都曾逐一描述（一旦呼吸短促、咳出泡沫痰併同雙腿腫脹，便離死亡不遠了），但卻毫無任何文獻指出，古代社會曾經把這些痛苦和折磨，與心臟聯想在一起。接下來的一千五百年裡，人們依舊認為這些症狀和心臟病並無關聯。唯有待文明社會走出了黑暗時代，邁入了文藝復興的光明之中，人們這才辨識出兩者之間的關係。

第二部

心臟走向黑暗，爾後迎來光明

The Heart Goes Into the Darkness and Comes Out in the Light

第七章　黑暗時代

許多人在神的面前折磨自己的肉身，但卻一無所獲，正因祂審視的是人的心，而非人的作為。

——彼得．亞伯拉德（Peter Abelard），中世紀法國哲學家暨神學家，約一一四〇年

論及生命的行為和力量，人們如今都認同心臟是靈魂所在。因此，心臟須得是所有神經及血管的起點，靈魂方得藉以在體內各個部位發揮作用。

——阿爾伯特斯．馬格努斯（Albertus Magnus），中世紀期德國哲學家暨神學家，《論動物》（*De Animalibus*），一二五六年

歐洲的中世紀又稱黑暗時代，始於四七六年（羅馬帝國滅亡），止於一四五三年（君士坦丁堡〔Constantinople〕陷落）。天主教會在這段期間壓制了所有對生命的探討，包括人們對人體和健康的看法，於是醫學及解剖學在科學上毫無進展。生活條件惡化導致歐洲境內一再爆發痲瘋（leprosy）之類的傳染病，但教會卻竭力鼓吹，疾病和傳染病都是世人因罪而觸怒上帝、招致天譴，唯有治癒靈魂，身體才會痊癒；而且醫生愛莫能助，你只能指望神父。這樣的教義日漸普及，長達千年，不但抑制了醫學上的發展，人們對人體和心臟的理解也遭到中斷。

天主教會把蓋倫、亞里斯多德（皆非基督徒）對人體和心臟的論點視作天主教在人體解剖學及生理學上唯一可接受的真理。[1] 蓋倫的著作在整個中世紀都屬於可接受的學說，從未遭到科學上的質疑。教會還大費周章地找出其他醫生與科學家的作品，盡數破壞，於是這段期間，希臘羅馬人對人體和心臟的知識儼然從科學界中消失，無從查考。

亞里斯多德發現了心臟乃是胚胎最先形成的器官，教會便宣稱上帝定是將人的靈魂置於心臟，直到死亡，靈魂才自口中脫離肉身。中世紀的基督徒認為上帝居於人的心臟、在心壁寫下筆記；心臟本是一塊肌肉組成的牌匾，由神在心上記錄人的善念、惡念，抑或善行、惡行，待人一死去，即受到檢視。

上帝也會經由信徒的心臟與之溝通。一如《新約聖經》中〈哥林多後書〉第三章第二節至第三節所說：「你們是從基督而來的一封信，是我們工作的成果。這信不是用筆墨寫成的，乃是藉著永活上帝的靈寫成的；不是寫在石版上的，而是刻在心版上的。」[15]對中世紀的基督徒而言，永生的靈魂位於心臟，當心臟停止跳動，靈魂便離開肉身，接著不是上天堂，就是下地獄，而心壁上所記錄的畢生種種，決定了靈魂該往何處去。在中古世紀，你若感到心臟疼痛，除了靈魂的救贖外（這可經由向教會捐獻而加快時程），你唯一的希望就是進行居家治療，像是把芸香（rue）和蘆葦製成的油抹在胸前、泡蒸氣浴的同時吃醃蘿蔔，或是食用牛奶煮過的鳥蛤（cockle，雙殼貝類〔bivalve mollusk〕，殼為心形）。

英文中的「mind」起初是種記憶的概念，最後也逐漸和靈魂的概念重疊，稱作「心靈」。亞里斯多德認為，心靈的認知功能、感覺和情緒都位於心臟。蓋倫最後也採納了新柏拉圖主義（neo-Platonic）的理論，將理性及不朽的靈魂定位在大腦，情緒的靈魂定位在心臟。多虧了天主教會，這些見解在歐洲的黑暗時代一直都獨占鰲頭，影響甚鉅。

■ ■ ■

很多流傳已久的聖人故事都說，人們在聖人死亡後切開他們的心臟，竟從中找到了他們熱愛上帝及耶穌的證據。[2]義大利蒙特法科的聖克蕾雅（Santa Chiara da Montefalco，亦以「十字架的聖克蕾雅」〔Saint Claire of the Cross〕為人所熟知）是奧古斯丁修會（Augustinian）的修女，一二九四年時，她突有數周陷入了宗教狂喜、情緒欣快的狀態，並且見到了幻象：耶穌揹著十字架疲憊不堪，在她上前協助後，耶穌告訴她「我找到可以託付這只十字架的人了」，便把十字架植入了她的心臟。她去世

⓯前文雖曾提及本段經文，但鑒於作者在此引用的原文與前文引用的原文有別，譯者遂選用《聖經當代譯本修訂版》之版本，以示區別，至於本書其餘經文之中譯，皆採用《聖經繁體中文和合本》的內容。

後，有四名修女從她的體內取出心臟，果真在裡面發現了十字架和苦鞭（鞭子）。一六六三年，義大利人巴帝斯塔．皮耶吉里爾斯（Battista Piergilius）在其《蒙特法科聖克蕾雅之一生》（*The Life of Sister Chiara of Montefalco*）中如此記載：

她們相當清楚心臟呈現內凹，分成兩部分，四周包圍起來才構成一顆完整的心臟；法蘭契絲卡（Francesca）姊妹便經由手指感覺到某一部分的中央存在神經，猛地一拉，結果令眾人詫異的是，她們目睹她拉出了一個肉做成的十字架，之前一直穩穩地放在同為十字形的凹槽裡。瑪格麗塔（Margarita）姊妹一看到這幕，便開始大喊：「奇蹟、奇蹟啊。」[3]

此事在經過地方主教和審議小組的確認後，克蕾雅最終於一八八一年封聖。現在我們都知道左、右心室的內壁並不平滑，有著不規則的柱狀肌，稱之為「心肉柱」（trabeculae carneae），形狀各異。

十一世紀的基督教神學中，心的圖案逐漸代表耶穌之心。聖心——一顆遭長矛刺穿、受荊棘之冠圍繞，同時頂端插有十字架的烈焰之心——成了耶穌基督的象徵，且代表著耶穌對世人的愛，在中世紀的宗教藝術中頻繁可見。

文化上，心則開始具有新的意義，變成誠摯、真理與忠貞不二的象徵，我們在十字軍東征的騎士盾牌和家族袍徽上都能看到（圖6）。心代表著對家族的愛，或者對上帝的愛，成了中世紀的紋章中最受歡迎的圖案之一（圖7）。

十一世紀至十二世紀，歐洲的上流階層（尤其是英法的皇室）流行起一種奇特的殯葬儀式。由於當時人們深信心臟是靈與肉的中心[4]，遂發展出以下的儀式，即有人往生之後，他人會從死者的體內取出心臟，與肉身分葬，且單獨葬在宗教場所，而這種習俗，也正是我們現在所說的「死後心臟切除」（postmortem ablation of the heart）。倘有騎士客死他鄉——也許是在東征途中——他的心臟會被送回家鄉埋葬，同時，這段時期的國王及皇后也常讓自己的心臟和肉身分葬在不同的教堂。

英格蘭的理查一世（Richard I）驍勇善戰、戰功彪炳，當代的吟遊詩人曾在歌曲中描述他將手伸入獅子口中，狠狠地扯出獅子的心臟直接吃掉，以獲取無上的勇氣，因而有了「獅心王」（Lionheart）的綽號。一一九九年，理查在圍攻法國里摩

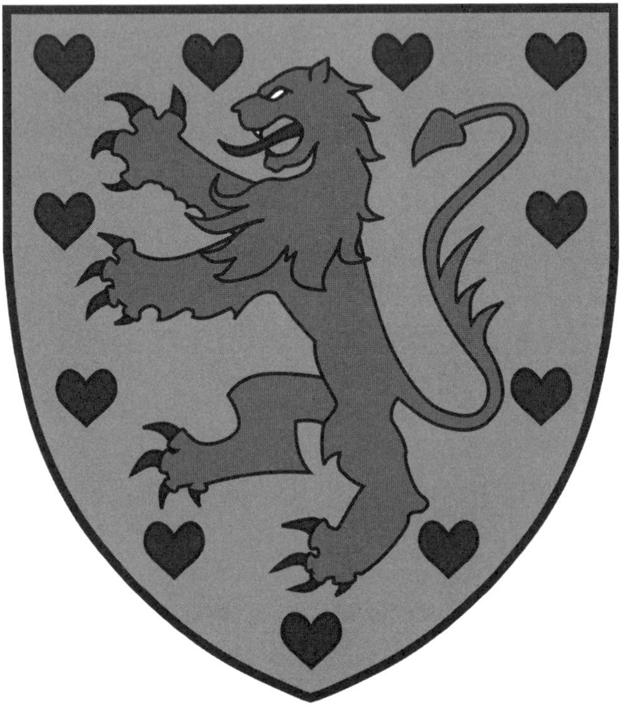

圖 6　德意志呂納堡公國（Principality of Lüneburg）之紋徽，源於呂納堡領主——英格蘭溫徹斯特的威廉（William Winchester，一一八四年至一二一三年）。其因迎娶丹麥瓦爾德馬一世（Valdemar I of Denmark）之女海倫娜（Helena），而在其父雄獅亨利（Henry the Lion）之家徽中融進了「丹麥特色」。

圖片來源：Christer Sundin / Wikimedia Commons / Public Domain.

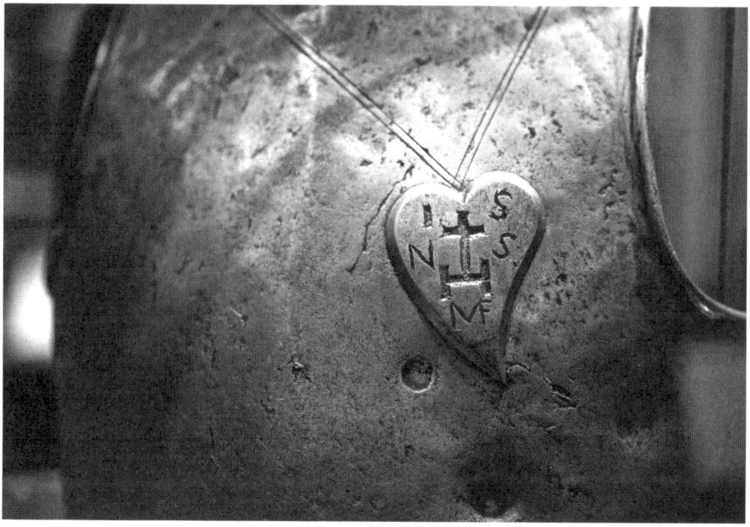

圖 7 大教長宮（Grand Master's Palace）內的騎士軍備。瓦勒塔（Valletta），馬爾他（Malta）。

圖片來源：Alexandros Michailidis / Shutterstock.

（Limoges）附近的沙呂（Chalus）時死於弩傷，之後身心分葬。他的遺願是把體內的器官葬在戶外、身體的其它部分葬在羅亞爾河谷的風弗洛修道院（Fontevraud Abbey），但唯獨他的心臟，他希望可以接受防腐，然後葬在盧昂的聖母大教堂（Notre Dame cathedral in Rouen）。

加洛威的德芙基菈夫人（Dervorgilla of Galloway，一二一〇年至一二九〇年）是十三世紀的蘇格蘭女貴族，她的第三個兒子後來成了蘇格蘭國王。[5] 其夫——巴納德堡的約翰·貝里歐（John Balliol of Barnard Castle）——則為英格蘭國王亨利三世（Henry III）的謀臣，曾與英王共同力保勢力單薄的蘇格蘭國王亞歷山大三世（Alexander III of Scotland），並於死後捐贈了其在牛津大學所創建的貝里歐學院（Balliol College at Oxford）。貝里歐逝世時，德芙基菈夫人於其屍身取出心臟、進行防腐，再置入一象牙和銀製的小匣子隨身攜帶，直至辭世。後來，德芙基菈夫人埋葬於熙篤會的杜爾塞克德修道院（Cistercian Abbey of Dulce Cor），即她為了紀念亡夫所建立的修道院，俗稱「甜心修道院」（Sweetheart Abbey），而且她下葬時，還緊緊地把亡夫的心臟握在胸前。

法蘭西國王路易九世（King Louis IX of France，又稱「聖路易」〔Saint Louis〕）於一二七〇年二度率領發動十字軍東征，卻因軍隊在北非突尼斯（Tunis）爆發痢疾而染疫去世。其大部分的內臟都被埋在當地，遺骸則在沸煮屍身、除去肉部組織後送回法國，但其心臟卻被封存在甕中，並置於義大利西西里的蒙雷阿萊（Monreale）大教堂。這種在死後切除心臟的做法一直在蘇格蘭貴族間持續到十七世紀，在法國貴族間持續到十八世紀。到了一八四九年，罹患肺結核而在法國巴黎病逝的知名鋼琴家蕭邦（Frederic Chopin）甚至也要求把自己的心臟送回家鄉波蘭。他姐姐在埋葬他的屍身前取出了他的心臟，浸於干邑白蘭地（cognac）中保存，再祕密地運回波蘭，葬於華沙的聖十字架教堂（Holy Cross Church）。

■ ■ ■

一〇〇〇年至一二〇〇年間，歐洲開始有所變化。歐洲君王的領土擴張、財富增長，宮廷成了文化中心，波隆那（Bologna）、牛津、巴黎等地的大學也都陸續成立。學習一事又逐漸開始扎根。

經十字軍東征（一〇九六年至一二九一年）而前赴中東的歐洲人帶回了有關醫學與解剖學的阿拉伯文文獻，其中描述了歐洲在面臨黑暗時代期間伊斯蘭醫生針對人體和心臟所曾有過的發現，且內容多以他們早期保存的希臘羅馬醫學理論為基礎。要不是這些人把希臘羅馬的醫學思想翻譯成伊斯蘭文，諸如「醫學之父」希波克拉底等人的作品可能早已散佚，無從查考了。

十三世紀的思想家在重新發掘並研讀亞里斯多德作品的同時，也逐漸發展出有關心靈與靈魂的複雜理論。天主教道明會士（Dominican friar）暨哲學家阿爾伯特斯・馬格努斯認同亞里斯多德的心臟派，即靈魂位在心臟，而且這和中世紀基督教的著作中敘明「靈魂的熱情在於心」不謀而合。許多這時期的思想家都接納了蓋倫的新柏拉圖理論，認同「理性的靈魂」居於腦，「意志的靈魂」位於心，即便後者的重要性居次，但心依舊是人體理解、感受事物的所在。

相反地，阿爾伯特斯的學生聖多瑪斯・阿奎納（St. Thomas Aquinas，約一二二四年至一二七四年）雖也研讀過這些亞里斯多德的作品，但卻認為心臟左右著人體的運動。[6] 阿奎納修改了心臟派的觀點，闡述靈魂「不在心臟」，而是「以肢體的形式呈現」。心臟雖然牽動肢體，卻是受靈魂所驅使；心臟須有靈魂才能跳動，並且受靈魂的喜怒哀樂所主宰。

天主教會在恪守一貫的教條千年之餘，也許是為了領先阿奎納，爾後又針對靈魂究竟存在體內何處更新了不同的見解。法蘭西國王腓力四世（Philip IV of France）曾經攻打羅馬、謀害教宗波尼法爵八世（Pope Boniface VIII，其主張教權高於皇權，企圖將腓力四世逐出教會），並在一三一一年下令召開維埃納公會議（Council of Vienne），指使其所扶植的「新」教宗克雷芒五世（Pope Clement V）撤回教宗對聖殿騎士團（Knights Templar）的援助，此事眾所皆知。然而，該會議所頒布的第一條法令卻是宣告靈魂不再位於人體的心臟，而是位於全身上下：「為使世人皆能知曉、信仰最純粹之真理，並特此澄清所有之謬誤，我們在此確立，今後凡堅持捍衛或頑劣信守『理性或智識的靈魂實非人體之形式』者，盡為異端。」心臟於是開始喪失原有的影響力，不再被人們視為靈魂的住所。自十二世紀起，隨著學習中心在歐洲各地林立，人們也不那麼畏懼因駁斥教義而被視為異端，科學家才逐漸把認知的功能回歸到大腦。

歐洲正值黑暗時代之際，其它文化則個別發展出對心臟的見解，並探討其對生死的重要性。伊斯蘭地區的醫生與科學家在早期希臘羅馬學說的影響下，對心臟的構造及其在人體中扮演的角色提出了更進一步的理論——無論是實際上還是形而上。與此同時，北方的維京人正在膜拜「冰冷的」心，美索亞美利加人則正以大量、「熾熱的」活心獻祭，以安撫眾神。

第八章　伊斯蘭的黃金時代

汝心識途，逕奔之。

——波斯哲學家詩人魯米（Rumi），一二〇七年至一二七三年

心係一千弦樂器，唯有愛，得以調其音律。

——波斯抒情詩人哈菲茲（Hafiz），一三二〇年至一三八九年

當歐洲陷入了長達千年的黑暗時代，並未在醫學上或解剖學上取得重大進展之餘，伊斯蘭的思想家卻針對古希臘羅馬人的理論加以擴充。[1]他們複製了歐洲天主教會所摧毀的古代醫學文獻，希波克拉底的、亞歷山卓城內希臘醫生的，還有蓋倫的全

都囊括在內。若非這些伊斯蘭的學者和醫生，西元前四百年的心臟和醫學知識可能早已散佚、無從查找，然後歐洲的文藝復興也得從頭來過，毫無過往的知識可以參採、作為基礎。文藝復興時期的醫生與科學家都是藉著閱讀已翻譯成阿拉伯文的文獻資料，才獲知古希臘羅馬那些失傳已久的醫學知識。

對早期的伊斯蘭人而言，心臟是情緒、想望與知識的中心。同時，我們也能在伊斯蘭聖典《古蘭經》（七世紀）和《聖訓》（九世紀）中讀到心臟的生理構造與心臟病的相關知識。伊斯蘭人普遍認為心臟病與負面情緒（如憤怒、恐懼）或靈性失能（如觸犯宗教上的罪行、無宗教信仰）有關。

伊斯蘭醫生不僅研讀古希臘羅馬人早期的作品，同時也學習、質疑這些心臟相關的理論。他們還提出「醫學院附設醫院」的概念，男女皆可在院中醫治病患。[2]

波斯醫生暨哲學家阿布・巴克爾・穆罕默德・伊本・札克里亞・拉齊（Abu Bakr Muhammad ibn Zakariyya al-Razi，八六五年至約九二五年）——以「拉齊斯」（Rhazes）在西方廣為人知——曾經完成《小兒疾病專論》（*The Diseases of Children*），文中首度將小兒科從醫學領域中劃分而出，成為一門獨立的學科。[3]同時，拉齊也是第一個找出「發燒是對抗疾病和發炎之防禦機制」的人。

拉齊更是首位使用「猝死」這說法的醫生（一千多年前）。他表示心臟主事昏厥（失去意識）和猝死（喪失心臟功能而死亡）。如今，我們都知道這是危險的心律不整所致，並且位居全球自然死因的第一位。拉齊曾這麼寫道：「心臟收縮卻未舒張，即生猝死。」

拉齊接著解釋「心臟內有八種不良特性：動脈阻塞、心臟不規律跳動後擴張充血時阻塞、心搏偏快後昏厥」等等。[4] 在同一份引文中，拉齊也描述了如今我們所熟知的（一）冠狀動脈粥狀硬化疾病；（二）心臟瓣膜狹窄；（三）心臟衰竭；以及（四）危及生命的心律不整。然而，他卻在《精神醫學》（*Spiritual Medicine*）一書中採納了柏拉圖及蓋倫靈魂三分說的概念：（一）嗜欲的靈魂（包含感官的欲望）在肝；（二）意志、熱血的靈魂（想像一下情緒吧）在心；而（三）理性或神聖的靈魂在腦。

阿里·伊本·阿巴斯·馬祖西（Ali ibn al-'Abbas al-Majusi，九二五年至九九四年），即歐洲人熟知的「哈里·阿巴斯」（Haly Abbas），乃是波斯王阿杜德·道萊（Adud al-Dawla）的御醫。他創建了巴格達（Baghdad）的阿杜迪醫院（Adudi Hospital），亦在院中完成了《醫學藝術大全》（*The Complete Book of the Medical Art*）。馬祖西反對亞里斯多德和蓋倫的一些理論。在論及動靜脈系統的問題時，他根據動脈與靜脈的厚度及功能為兩者做出區分，同時，他也是率先提出「動脈與靜脈系統相互連結」的其中一人，並曾在《醫學藝術大全》中記載：「不跳動的血管【靜脈】內有些小孔會朝跳動的血管【動脈】張開。」這大概要比人類發現微血管早了七百年。

■ ■ ■

阿布・阿里・海珊・伊本・阿布杜拉・伊本・哈桑・伊本・阿里・伊本・西拿（Abū ʻAlī al-Ḥusayn ibn ʻAbd Allāh ibn al-Ḥasan ibn ʻAlī ibn Sīnā，九八〇年至一〇三七年）為波斯的醫生、哲學家暨天文學家，一般簡稱「伊本・西拿」（Ibn Sina），歐洲則稱「阿維森納」（Avicenna）或「醫生王子」（Prince of Physicians），頗負盛名。

其主要作品《醫典》（*Canon of Medicine*）成於一〇二五年，作為伊斯蘭及歐洲學者所須研讀的主要醫學文獻長達六百多年。他在另一部主要作品《心臟病用藥大全》（*Book on Drugs for Heart Diseases*）中，也討論到呼吸困難（很可能是急性心臟衰竭）、心悸和驟失意識（昏厥）下的治療方法。人人皆知伊本・西拿乃是第一位推薦規律運動並採取健康飲食才能預防心臟病的醫生！

伊本・西拿在理解心臟的構造上取得了莫大的進展。他不但指出動脈是起自左側心臟（即主動脈〔aorta〕及其支脈，伊本・西拿以「大血管」〔great vessels〕稱之），還發現左心室壁與右心室壁的厚度有別，前者厚而後者薄。此外，他更敘述心房的收縮與心室的收縮間存在時間差（心臟房室同步〔cardiac atrioventricular synchrony〕）。很遺憾地，他也論及胸毛的多寡、疏密亦和心臟力有關。

伊本・西拿在《醫典》中寫道：「心臟是所有機能之本，供予體內一些其它部位營養的機能、生命的機能、憂慮的機能，以及活動的機能。」他認為靈魂乃是藉由心臟居間支配其它的器官，並生成體內的熱，而主宰著人體。

一如蓋倫，他寫道心臟產生一種「固有的熱」；一如中國古人，他深信這顆熾熱的心臟掌控、支配著體內的其它器官。他的確也假定五大內部感官都位於大腦——分別是共同感覺（common sense）、意象（imagery）、想像（imagination）、估量（estimation）與記憶（memory）——而這些內部感官皆受到無形之心（自我）所支配，至於無形之心的概念，則是類似近代的靈魂觀。

■ ■ ■

來自敘利亞大馬士革的阿拉丁．阿布．哈桑．阿里．伊本．阿比哈贊．夸西．迪馬什奇（Ala-al-Din abu al-Hassan Ali ibn Abi-Hazm al-Qarshi al-Dimashqi of Damascus，一二一三年至一二八八年）一般簡稱「伊本．納菲斯」（Ibn al-Nafis），他則對蓋倫和伊本．西拿一些心臟的假設提出質疑，尤其是他們對「心膈膜中無形的細孔能讓血液在左、右心室之間流動」的看法。

伊本．納菲斯經由解剖動物——他不喜解剖人體，因此舉有違《古蘭經》的教義——而提出肺循環的存在。他在《評伊本．西拿醫典之解剖學》（*Commentary on*

Anatomy in Ibn Sina's Canon，一二四二年；對開本，右頁四十六）中寫道：

> 血液在經右穴提去雜質後，定被送至產生（生命）精氣的左穴。惟兩穴之間並不相通，因心臟在這個部位【心膈膜】的質地屬於實心，其中既沒有某些人主張的「有形」（visible）通道，也沒有蓋倫聲稱可容許血液輸送的「無形」（invisible）通道。

伊本・納菲斯「冠狀動脈為心肌供給養分」的假設與蓋倫「心臟自流入腔室內的血液汲取養分」的看法相互牴觸，同時，伊本・納菲斯也對亞里斯多德「精神官能（認知、知覺、想像及位移）起於心臟」的理論提出質疑。他主張大腦和神經的溫度低於心臟和動脈的溫度，因此，精神官能理應起於大腦才對。

■ ■ ■

當歐洲在黑暗時代歷經苦難，伊斯蘭的學者與醫生則基於古希臘羅馬人的作品加以擴充，使得人類在瞭解人體和心臟方面有了新的發現與進展。隨著歐洲人之後走出黑暗時代、開始研讀這些醫療知識，他們也認可伊斯蘭學者為了瞭解心臟與醫學的著作所做出的貢獻，以及這些貢獻所扮演的重要性（別忘了，歐洲人可是把伊本・西拿稱作「醫生王子」呢）。

《坎特伯里故事集》（*The Canterbury Tales*，英國詩人傑佛瑞・喬叟〔Geoffrey Chaucer〕，約一四〇〇年）的〈總引〉（General Prologue）中，從倫敦前往坎特伯里教堂的其中一名朝聖者（醫生）即把他所習得的醫療知識歸功於希波克拉底、蓋倫，以及拉齊（拉齊斯）、馬祖西（哈里・阿巴斯）、伊本・西拿（阿維森納）等這些歷史人物。

第九章　維京人的冰冷之心

威廉自海上歸來，
手握血劍吶喊道：
冰冷之心及鮮血之手，
現今統治英王土。

——冰島詩人斯諾里．斯圖魯松（Snorre Sturlason），
《海姆斯克林拉》（*Heimskringla*），一二三〇年

維京人在中世紀的北歐扮演著主要的角色。八世紀至十一世紀的維京時期（The Viking Age）係以「廣泛的移民」及「從事商業活動」——好吧，是還有些非法劫

掠——為其主要特徵。冰島詩人暨歷史學家斯諾里・斯圖魯松曾於一二三〇年寫成《海姆斯克林拉》一書（又名《古斯堪地納維亞諸王列傳》〔*Sagas of the Norse Kings*〕），集結了九世紀至十二世紀間挪威王及瑞典王的傳記故事，而本章一開頭的引文，指的就是諾曼人國王征服者威廉（William the Conqueror）。[1]

威廉有顆「冰冷的」心，這乃是維京人的恭維之詞。心越小、越冰冷，戰士就越英勇。懦夫的心又大又溫暖，還會顫抖；勇者的心則是又小又冰冷，而且堅定。古斯堪地納維亞語（Old Norse，又稱「古諾斯語」）中，「hjarta」一字可指「肌肉組成之心」或「蓄藏情緒之心」，也可指「勇敢的」或「心地……的」（hearted），好比說一個人「鐵石心腸」（hardhearted）。

古斯堪地納維亞的英雄詩集《阿特利之歌》（*Atlakvitha*，十一世紀）中，古納爾（Gunnar）和弟弟霍格尼（Hogni）遭阿特利人（應為匈人〔Huns〕及匈人領袖阿提拉〔Atilla〕）所俘。阿特利人意圖奪得他倆埋藏的寶藏，遂要求古納爾透露藏寶地點。古納爾回應道：

先把霍格尼的心臟交到我的手上吧。

阿特利人同意，並給他看了盤子上的一顆心臟。

我在這看到的，是夏德利（Hjalli）怯懦的心臟吧，它根本不像是霍格尼勇敢的心臟，因它雖已呈在盤中，卻仍在顫抖，比在那人胸中時更加猛烈。

他們回過頭去取下霍格尼勇敢的心臟。

當他們活活摘下霍格尼的心臟，這名打造聖盔之人（helm-hammerer，此表「戰士」）大笑，絲毫沒留下半滴眼淚。

當他們為古納爾取來了弟弟的心臟，他說道：

我在這看到的，不像是夏德利怯懦的心臟，卻是霍格尼勇敢的心臟吧，它雖已呈在盤中，卻毫不顫抖，比在他胸中時更加鎮靜。

於是，古納爾訕然一笑，因為他弟弟一死，如今就只有他知道那堆寶藏埋在哪裡，但他縱使遭受百般的折磨，也並未透露寶藏的所在地。阿特利人最終放棄，把他給丟進毒蛇窟裡，他便在窟裡彈奏豎琴而亡。

維京人實際上務農，偶爾才會扮起戰士（男女皆然），但勇敢、堅定又冰冷的心乃是他們完美的典範。正如古斯堪地納維亞傳說中的屠龍士齊格魯德（Sigurd）在《沃爾松格傳》（*Volsunga Saga*，十三世紀）中所言：「當同敵人短兵相接，堅毅之心勝於銳利之劍。」

《貝武夫》（*Beowulf*）是用古英文創作的長篇史詩，背景發生在六世紀的斯堪地納維亞，主要描述丹麥國王赫羅斯加（Hrothgar）在建構了名為「海爾羅特」（Heorot）的宴會廳後，遭到怪獸格蘭德（Grendel）的攻擊，吉特族（Geats）英雄貝武夫遂馳援而來、消滅怪獸的故事。根據人們最早在九七五年所發現的手稿（雖然這段故事可能早在七世紀就有口耳相傳的版本），貝武夫敘述道：

當牠朝我而來
我打算站著，不逃離牠所噴出的烈焰
就這麼站著，直到命運判定
我們之間，孰勝孰敗
我的心無比堅定，我的手靜靜放鬆：我無需
任何譏諷之語。

到了十一世紀末，維京王國——包括哈拉德．藍牙（Harald Bluetooth）的丹麥王國與征服者威廉的英格蘭王國——也都逐漸改信基督，因此，維京人最終將他們的「冰冷之心」換成了「Cor Jesu Dulcissimum」，即「耶穌的美妙之心」。

第十章　美洲的活心獻祭

阿茲特克人（Aztec）每逢托施卡特（Toxcatl，即祭祀月曆的第五個月）便會依據外貌選定一名年輕男子——這名男子必須皮膚光滑、頭髮直長——同時，他會把這視為無上的榮耀，並在接下來這一整年「受到神一般的對待」——一點兒都不誇張。

人們會把他打扮得像「泰茲卡特里波卡」（Tezcatlipoca）——不是熟成作物，就是降下高溫旱災以摧毀植物的太陽神及夜神——並把他的皮膚塗黑，給他配戴花冠、貝殼製成的胸鎧以及大量的珠寶，同時還為他獻上四位國色天香的妻子，讓他「為所欲為」。而人們唯一的請求，就是要他吹著長笛、嗅著花朵走遍全城，這樣方可受到萬民敬仰。

當十二個月過去，這名神的化身走上了神廟金字塔的台階，並在登至塔頂時折斷長笛。他在擁戴民眾的仰望下躺上了石質祭臺，分由四名祭司壓住手腳，併同第五名祭司劃開他的上腹，伸手探入切口，一把扯出心臟，再對天高舉這顆跳動之心作為祭品，如此一來，陽光和雨水定會降臨，順利熟成作物（圖8）。

之後，人們會再選出另一名幸運的年

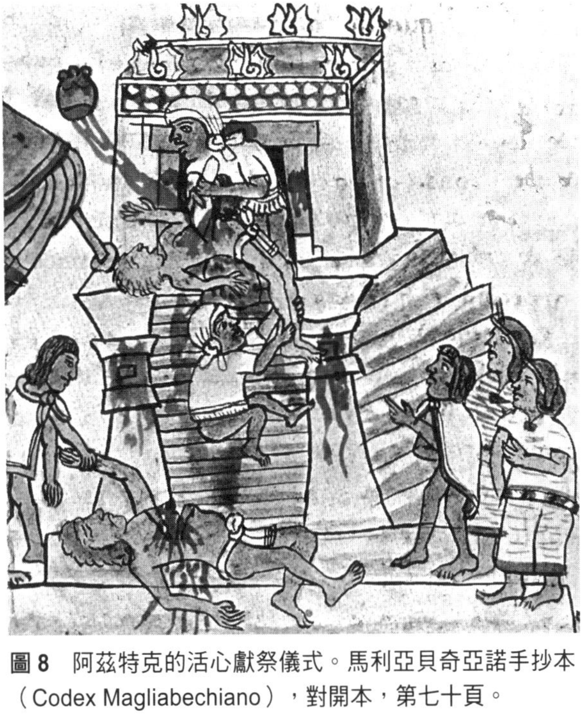

圖 8　阿茲特克的活心獻祭儀式。馬利亞貝奇亞諾手抄本（Codex Magliabechiano），對開本，第七十頁。

圖片來源：Foundation for the Advancement of Mesoamerican Studies, Inc. / Wikimedia Commons / Public Domain.

輕人，作為來年泰茲卡特里波卡的化身。

阿茲特克人居於現在的墨西哥中部（一三二五年至一五二一年），他們認為人的體內有三種靈魂，分別位於不同的部位，而肉身僅是它們暫時的住所。[1]這與柏拉圖、蓋倫、拉齊靈魂三分說的原型極為相似。阿茲特克人主張第一種靈魂「Tonalli」位在頭部，為人體提供成長和發展所需的理智、活力與能量；一個人的「Tonalli」可能會在作夢或參與儀式引發幻覺時而暫離人體。第二種靈魂「Teyolia」位在心臟，它是知識、智慧與記憶的來源；與「Tonalli」有別的是，但凡人還活著，「Teyolia」就不會離開肉身，人一旦去世，「Teyolia」才會跨越到來世，屬於人類永生的部分。第三種靈魂「Ihiyotl」則位在肝臟，主宰人的激情、情緒與欲望。

阿茲特克人透過心臟來了解「teotl」（天神，或神聖的能量）。[2]心臟介於頭部與肝臟之間，可居中利用頭部的理智及肝臟的激情。這概念和亞里斯多德先前推斷「靈魂位在人體中心的心臟」也十分類似。

中美洲的馬雅人（約西元前一八〇〇年至西元後一五二四年）深信人類生來是為了滋補、供養眾神。血液蘊含生命力，得以強化神力的「Teyolia」又位在心臟，因此，向眾神獻祭人心（阿茲特克人所說的納瓦特爾語〔Nahuatl〕稱之為「nextlaoaliztli」）意味著「合適或恰當的獻禮」。在活心獻祭之前與當下，祭司和當地民眾會聚集在神殿下的廣場，藉著戳刺、穿孔而自行放血，主動獻祭；女性會以繩穿舌，男性會在陽具上打孔，作為小規模的血祭。

人祭在美索亞美利加的許多地方都相當普遍。考古證據顯示，美索亞美利加早在奧爾梅克時期（Olmecs，西元前一千兩百年至四百年）就有活心獻祭，諸如普雷貝恰（Purépechas，西元前一五〇〇年至西元後一千五百多年）、托爾特克（Toltecs，九〇〇年至一千兩百多年）等早期的美索亞美利加文明也都曾定期進行活心獻祭。

當阿茲特克人在十二至十四世紀崛起且獨霸一方時，活心獻祭並算不上是什麼新鮮事。[3] 太陽神維齊洛波奇特利（Huitzilopochtli）正持續發動對抗黑暗的戰爭，倘若黑暗獲勝，世界就會滅亡。為使太陽持續在天空運行、人類及其作物都能存活，阿茲特克人就得用人血、人心餵養維齊洛波奇特利。當阿茲特克人向維齊洛波奇特利獻以人祭，獻祭者會被放上獻祭石，經祭司以黑曜石（obsidian）或燧石製成的刀刃切開上腹，往上劃過橫膈膜，再伸手探入心臟、握住後用力扯下，然後朝天高舉這顆仍在跳動的心，作為祭品。阿茲特克人還會蒐集巨大的泥罐，在罐內裝滿心臟，以待日後倒入天然井（注滿地下水的大型石灰岩洞）中滿足眾神，感謝祂們施以充足的陽光，使作物順利生長。

獻祭者在被摘除心臟之後，剩下的身體會被推下金字塔，落至約爾薩烏基（Coyolxauhqui）之石——以月亮女神命名的祭石——並在石上遭到支解，重新呈現約爾薩烏基，也就是戰神維齊洛波奇特利之母的故事：維齊洛波奇特利因母親不願搬離神聖的蛇山（Snake Mountain）盛怒不已，便在砍下她的首級、支解她的身體並吃掉她的心臟後，率領阿茲特克人前往新的家園。人們會將獻祭者被支解後的屍塊交付給負責捉捕他的戰士，再由他分送給重要人士當成祭品，或循例自行烹煮而食。十四世紀間，光是在阿茲特克帝國的首都特諾奇蒂特蘭（Tenochtitlan），每年估計就有一萬五千多次的獻祭。

更駭人的是，近期考古學家從祕魯挖掘出的古物中發現，奇穆王國（Chimu empire，西元一〇〇〇年至一千四百多年）在遭暴雨重創後，於一日內從年僅六到十四歲的孩童身上活活摘下了一百四十多顆心臟。[4] 他們深信大規模的孩童獻祭有其必要，如此一來，這些心臟才會安撫眾神、抑止暴雨。近期出土的另一批古物則顯示又有一百三十二名孩童以活心獻祭——顯見此事不只一次。

就我們目前所知，曾經參與占領阿茲特克、馬雅與印加帝國的西班牙征服者（conquistador）就只有佩德羅・德・阿爾瓦拉多（Pedro de Alvarado，一四八五年至一五四一年）一人了。同為西班牙征服者的貝爾納爾・迪亞斯・德爾・卡斯蒂略（Bernal Diaz del Castillo）曾於《征服新西班牙信史》（*The True History of the Conquest of New Spain*，一五六八年）一書中記載道：

> 阿爾瓦拉多來到這些村落的當天，先是發現四周一片荒蕪，後來便在「cues」【神廟或金字塔】裡看到男人與男童獻祭後的屍體，牆上、聖壇上全濺滿了鮮血，而獻祭者的心臟就擺在眾神像前。他還發現了那些先前用來開膛取心的祭石。阿爾瓦拉多告訴我們，那些屍體不是沒手，就是沒腳，有些印地安人還告訴他那些都被拿去吃掉了。我們的士兵對於如此殘忍的行為感到瞠目結舌。我們每到一個城鎮都會發現這樣的獻祭，所以我之後不會再提。[5]

外界對於美索亞美利加人如何行醫所知甚少。他們確實會用草藥治療各種疾病，但卻深信患病是因觸怒眾神、遭到天譴。

美洲文化在前哥倫布時期（pre-Columbian，即哥倫布於一四九二年發現美洲新大陸前）都未曾受到歐洲的影響，而當西班牙在一五二一年至一五三二年間相繼征服了阿茲特克、馬雅及印加文明後，活心獻祭便遭到禁止，當地的原住民族也開始接受福音宣講，成了天主教徒。如今，他們的神是「慈愛的」神，而象徵此神的烈焰之心，呈現的正是耶穌對他們的愛。他們在受到征服者奴役的同時，或許可以奉行這個充滿愛的新宗教，但這是否也應驗了他們先前的預言：一旦無法再向維齊洛波奇特利獻祭活心，也就迎來了世界末日呢？至少從隱喻上來看，似乎正是如此。

■ ■ ■

哥威迅（Gwich'in）位於美洲的另一端，係為美洲最北方的原住民國家。[6] 哥威迅人兩萬年來都在獵捕馴鹿，還因為他們的靈魂深處跟馴鹿有所連結，而自稱「馴鹿民族」。在其原創的故事中，哥威迅人和馴鹿原為一體，隨著兩者逐漸變成個別的生物，彼此身上都帶有對方心臟的一部份。正因每匹馴鹿身上都帶了點人類的心臟，每個人類身上也都帶了點馴鹿的心臟，所以兩者在身心靈都有所連結。他們清楚對方的習性、相互尊重，還幫助彼此存活下來；馴鹿為人類提供衣食，人類則只從馴鹿身上擷取所需，同時保護牠們的棲息地。當時間快速地推展到現代，由於人類為了開鑿油井，逐步侵占了馴鹿所在的土地，所以這種心連著心、相輔相成的關係現正陷入危機。

第十一章　心臟研究的復興

當黑暗時代被文藝復興和地理大發現（Age of Discovery，又稱「探索時代」〔Age of Exploration〕）所取代，醫生與科學家開始對長久以來的心臟理論提出質疑。[1] 這些理論主要蓋倫揉合了些許亞里斯多德與希波克拉底的概念，且多從阿拉伯文翻譯而來。但即使如此，心臟仍持續扮演人體的主要器官、情緒靈魂的居所。

一四九八年，義大利畫家、科學家暨發明家李奧納多・達文西在其《筆記手稿》（*Notebooks*）中寫道：「淚水起於心臟，而非大腦。」一五三五年，西班牙醫生、植物學家暨藥理學家安德烈斯・拉古納・德・塞哥維亞（Andrés Laguna de Segovia，一四九九年至一五五九年）也在其《解剖法》（*Anatomica Methodus*）中記載道：「若憤怒或激憤、恐懼、害怕和悲傷確實單由心起，若羞愧、歡欣和喜悅也獨由心生，那麼，我又何須多言？」一六二一年，英國作家勞勃・伯頓（Robert Burton）更在其《解剖憂鬱》（*The Anatomy of Melancholy*）一書中描述「【心乃是】生命、熱能、靈魂、脈搏與呼吸之根本及駐地——一身之陽、一身之主——所有激情與情感之器官及所在」，聽上去像極了中國古人對心臟的看法。

■ ■ ■

李奧納多・達文西與安德烈亞斯・維薩里（Andreas Vesalius，又稱「近代解剖學之父」）乃是文藝復興的兩大重量級人物，現在我們依舊採用他倆當初在進一步瞭解心臟構造後所首度精確描繪而出的心臟圖。[2]李奧納多・迪・瑟皮耶羅・達文西（Leonardo di ser Piero da Vinci，一四五二年至一五一九年）既是博學家，也是解剖學專家，他與馬爾坎東尼歐・德拉托瑞（Marcantonio della Torre）合作，詳加研究並以素描畫下了肌腱、肌肉、骨骼及器官。德拉托瑞是任職於帕杜瓦大學（University of Padua）的解剖學教授，得以解剖醫院的遺體，他原打算與達文西共同出版一本著作，卻在一五一一年染上瘟疫不幸早逝。在他倆合作期間，達文西創作出七百五十多幅有關人體結構的素描，不但鉅細靡遺，還附帶註解。文藝復興時期的藝術家多和達文西一樣，把解剖視為一種探究人體細部特徵的有效訓練。為了繪畫，他們須得研究人體內的三大要素：骨骼的排列、肌肉的分布與位置，以及表面覆蓋的皮膚與脂肪。

當時很多藝術家（例如米開朗基羅〔Michelangelo〕）都會研究骨骼、肌肉與皮膚，但達文西與眾不同，他甚至還仔細檢視人體其它的內臟，乃是精確畫出心臟四大腔室的第一人（圖9）。鑒於當時心臟結構上的研究十分詳盡，人們如今才能正確地理解心臟分成四大腔

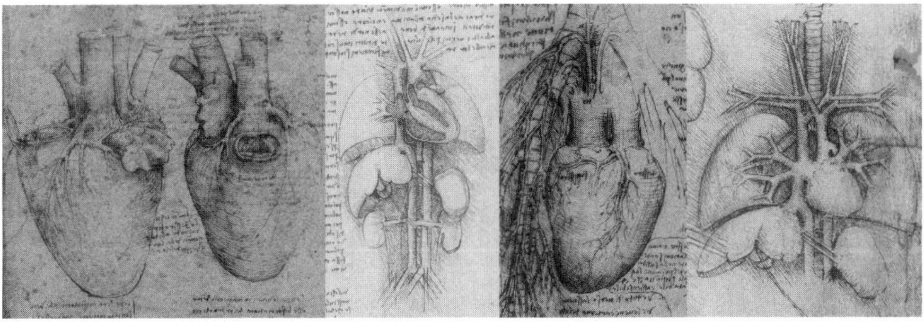

圖9　李奧納多·達文西的心臟素描及註解。

圖片來源：Collection Windsor Castle, United Kingdom. Royal Collection Trust/© Her Majesty Queen Elizabeth II 2018.

室。一五三五年，安德烈斯．拉古納．德．塞哥維亞寫道：「心臟只有兩個心室，一左一右。我不懂人們拋出『心臟尚有第三心室』這謎語的用意何在，除非他們所指的，是那些在膈膜中發現的細孔。」他顯然是在嚴厲抨擊蓋倫。

達文西經由實驗證實蓋倫是錯的；血液，而非空氣，乃是從肺臟進入心臟。他還利用實驗法證明，瓣膜得以讓血液在心臟的腔室之間單向流動，並防止血液回流。達文西先是描述主動脈瓣膜（aortic valve）閉合的方式係因渦流（vortice，血液的小漩渦）所致；血液從左心室噴出、流經主動脈乃至身體的其它部位後，渦流即迫使瓣膜閉合。之後，他取來一顆牛心，注滿熔解的蠟，待蠟凝固之後，再用玻璃重新做出相同的主動脈結構；接著，他把含有牧草種籽的水打入這只玻璃的主動脈模型，然後觀察種籽如何隨著渦流流回瓣膜，這才找出答案：這些渦流乃是用以開啟瓣膜，並會在每次心跳後關閉瓣葉。這項論述一路等到一九六八年才又獲得證實，當時牛津大學的工程師布萊恩．貝爾豪斯及法蘭西斯．貝爾豪斯（Brian and Francis Bellhouse）以為他倆是最先發現這點的，一直到他們發表研究成果的一年後，才驚覺達文西早在四百年前就已得出這項結論，擊敗了他們。

在我們大大稱許達文西能夠這麼精確地畫出心臟之前，瞭解到他並未過度偏離蓋倫原有的概念，這也是很重要的。「心臟本身不是生命的起點，而是由高密度的肌肉所構成的容器，這樣的肌肉就和其它肌肉一樣，都是透過動脈和靜脈獲得滋養，變得生氣勃勃。心肌的密度如此之高，幾乎連火都燒不壞。」他認為心臟的主要功能在於產熱，心臟也確實經由血液在其腔室之間來回流動、產生摩擦，而做到了這點。

縱使蓋倫的學說對達文西的影響很大，但達文西確實帶來一些新的發現，而且是人類在這一千多年間，第一次對瞭解心臟有這麼實質的進展。比方說，達文西逐漸理解心臟——而非蓋倫主張的肝臟——才是動脈與靜脈系統的中心；他還認為靈魂位於大腦——尤其是落在第三腦室（third ventricle）前部的視交叉（optic chiasm）上方——那個匯聚四面八方的感覺而做出判斷的部位，達文西稱之為「senso commune」，即「共同感覺」，或「常識」。

達文西還是第一個瞭解到冠狀動脈狹窄、阻塞（即我們現在所知的冠狀動脈粥狀硬化）可能會引發猝死的人。一五〇六年，他觀察到一名應該已達百歲的人瑞驟然安詳地死去，於是進行了「解剖，以辨識如此美妙的死因為何」。他切開屍體後，發現到了「增厚的內壁」，即這名男性長者的冠狀動脈狹窄，便推斷這正是此人猝死的原因。所以，達文西還可能是史上第一個診斷出冠狀動脈疾病會導致猝死的人。

脫離了黑暗時代的達文西在心臟結構與功能上的新發現，首度為西方在這一千五百年來對於心臟的理解帶來了實質的進展。然而，達文西去世後，他所有的作品都傳給了學徒暨友人法蘭西斯科．梅爾立伯爵（Count Francesco Melzi）。之後，梅爾立的後代賣掉了李奧納多的日誌，他的作品遂逐漸散佚，或是落入私人收藏家的手中。最後，達文西關於心臟構造的素描及筆記被英格蘭國王查爾斯二世（English King Charles II）買下，收藏在溫莎（Windsor）的皇家圖書館，被世人所遺忘，一直到一七九六年，也就是他辭世後的兩百五十多年，才又重見天日，並出版發行。

■ ■ ■

安德烈亞斯．維薩里是來自比利時北部的醫生暨解剖學家，他在一五三三年離開比利時，前往位於威尼斯共和國內、已是西方科學與醫學中心的帕杜瓦。[3] 但在當時，示範解剖並不像在學習中心內進行研究，反倒像在馬戲團裡娛樂演出，解剖學家多會利用他們從蓋倫和希臘人那裡所習得的知識取悅觀眾。此時的維薩里想要挑戰舊理論，但他需要屍體，於是成了史上最專業的盜屍者之一，不是從絞刑台上切斷繩索帶走罪犯，就是從墓園盜走埋到一半的屍體，甚至還夥同學生闖進納骨塔偷走遺體。他解剖得越多，對於既有的人體和心臟理論也就提出越多質疑。

在蓋倫眾多的理論中，最令維薩里不解的，就在於他主張血液是從左心經由無形的細孔流至右心。維薩里研究了心臟，結果沒看見細孔，反倒是發現有厚實的肌肉壁區隔了左、右心室（心膈膜），但很可惜，他並沒更進一步發掘循環系統；同時，他還接受了蓋倫一些錯誤的理論，譬如血液是由肝臟製造、經人體耗用，還有心臟是火爐等等。

維薩里完成了《人體的構造》（*De Humani Corporis Fabrica*）這本醫學史上的曠世巨作，並於一五四三年出版。在書中，他對已知的人體構造提出了諸多質疑、糾正了蓋倫的多處謬誤，並稱心臟是「生命的中心」，只不過，他巧妙避開了「靈魂駐處」的主題，深怕惹怒當時的宗教權威，因為他們只接受教廷明定的教義，維薩里如此寫道：

> 唯恐和一些「空談者」或批評教義之人正面衝突，在此，我完全避開了有關「靈魂之樣態及所在」的爭議，因為大家今天發現有許多人——尤其是我們的國人——會評判我們最真實、最神聖的宗教；他們若聽到有人低聲說起柏拉圖、亞里斯多德、蓋倫或他人闡述相關的見解，甚至在以解剖學為主題的當下聽到有人小聲談及靈魂（此時大有可能討論到這類的話題），就會妄下結論，說此人若非信仰不夠虔誠，就是對靈魂不朽心存懷疑。

有些人認為維薩里雇用了威尼斯畫派宗匠提香（Titian）（或提香同一工作室的藝術家），以藝術作為工具，詳細繪製出人體的心臟與器官（圖10）。他能藉著圖解，呈現出動靜脈行經的路徑及其在全身上下的分支，加上當時人們首次繪出靜脈瓣（其持續讓血液流往心臟，不致集中回流雙腿）的畫作，也是維薩里對外發表的。歷

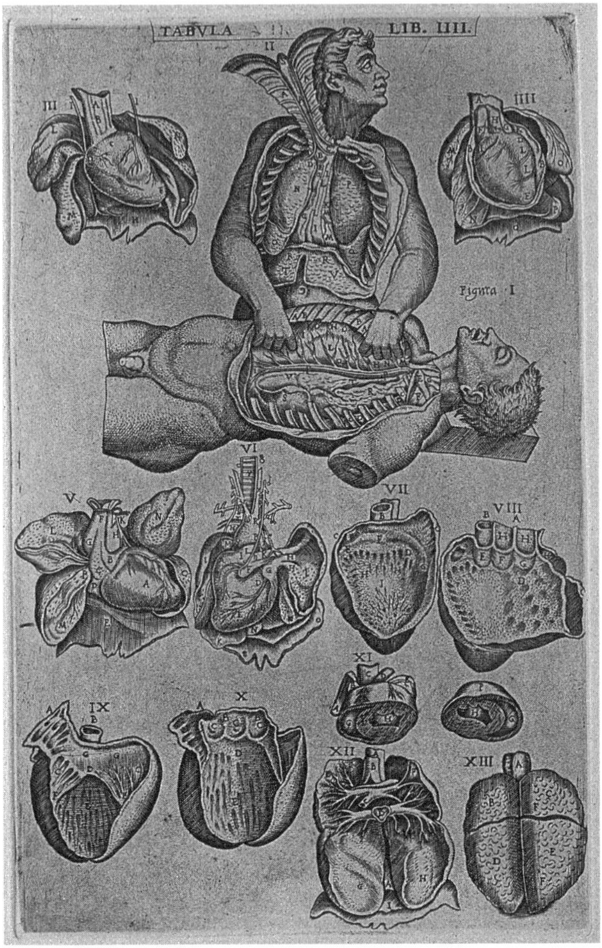

圖 10　胸腔外露的兩人，一人正為另一人解剖（圖 I ～ II），併有多個心臟圖（圖 III ～ XI）及兩個肺臟圖（圖 XII ～ XIII）。版畫，一五六八年。

圖片來源：Wellcome Collection. Public Domain Mark.

史學家推斷，維薩里要是沒離開帕多瓦、成為西班牙國王查爾斯五世（Charles V of Spain）的御醫，他很可能早就發現流出心臟和流回心臟的血液之間存在循環了。

其實，發現靜脈瓣的人是維薩里在帕度瓦的學生法布里修斯（Hieronymus Fabricius，一五三七年至一六一九年）。他注意到血液無法從心臟經由靜脈流往周邊，便正確主張這是為了防止血液集中流入雙腳，但他並不瞭解血液是經由靜脈流回心臟，反倒是他自己的學生想出了這點，此人名叫「威廉・哈維」，我們就快提到他了。

■ ■ ■

任職於法國的西班牙醫生、神學家暨解剖學家米格爾・塞爾維特（Michael Servetus，一五一一年至一五五三年）「發現」右心會把血液泵向肺臟。其實，阿拉伯醫生納菲斯先前在十三世紀就描述過這點，而塞爾維特可能拜讀過他的作品。塞爾維特在其神學論著《恢復基督教》（*Christianismi Restitutio*）中這麼寫道：

生命精氣是血液結合了人體吸入的空氣所產生，並從右心室流至左心室，而這樣的血液不是透過一般所認知的心室膈膜【千餘年來，眾人都對蓋倫的主張深信不疑】，而是透過與肺臟相交的長管進行傳輸。血液先經肺臟剔除雜質、活化，從肺動脈流至肺靜脈，結合吸入的空氣並排除剩餘的氣體後，最終才在心臟舒張時盡數吸入左心室。

塞爾維特還注意到，血液流入肺臟時的顏色和流出肺臟時的顏色不同，如今我們都知道，這是因為動脈血和靜脈血的含氧程度有別。

很遺憾地，塞爾維特在可能做出更多有關心臟的發現前便不幸離世。他廣泛地論寫宗教，並在一五五三年和法國宗教改革神學家約翰．加爾文（John Calvin）筆墨交鋒。加爾文公開斥責塞爾維特，塞爾維特遂被視為異端，囚於法國，而他在經過越獄、遭判處火刑之後，逃往日內瓦，但仍繼續和加爾文打筆仗。後來，加爾文在日內瓦的支持者宣判塞爾維特要以個人的著作當作焚燒的柴堆，活活地燒死在火刑柱上。

到了十六世紀中葉，醫生與科學家紛紛質疑起蓋倫的心臟說，也開始瞭解到心臟是如何運作。畫家和詩人則持續以心臟作為情人、聖愛，以及勇氣與忠貞的象徵。同時，醫生與科學家也開始懂得我們現在所接受的心臟是什麼模樣——循環系統中心裡的血液幫浦。

第十二章　出入往復、環行不休

所以，結論定是動物體內的血液環行不止，而且心臟的運作或功能就是藉由泵送完成此事。

——威廉·哈維，一六二八年

農人之子威廉·哈維曾經擔任兩任英格蘭國王的御醫。身為研習醫學的學生，哈維認為亞里斯多德為其導師，並前往當時的科學與醫學中心帕杜瓦研修，師承法布里修斯（即維薩里的學生和發現靜脈瓣的人）。哈維根據自己的實驗，首度機械化地描述出人體的循環，還有心臟如何向周身「泵送」（pump）血液。哈維的循環理論具有蓋倫和前人都沒有的優點，那就是機械性幫浦的發明。在哈維的時代，掘礦及滅火所用的液壓幫浦（hydraulic water pump）皆已十分普遍，而「幫浦」這詞所隱含的意義，就在那等著他去領會。[1]

哈維雖在一六二八年撰寫《動物血液流動及心臟運動之解剖研究》（*Anatomical Study of the Motion of the Heart and of the Blood in Animals*）的專論，但他早在一六一五年就已發現「循環」。他足足等了十三年才公布自己的研究發現，地點還不選在英格蘭，而在德國的法蘭克福，主要是出於對人身安全的疑慮，因在當時質疑已經納入蓋倫思想的天主教教義，可是會被視作褻瀆神明。

為了反駁蓋倫這些已被接納的理論，哈維展開了實驗。在一次實驗中，他用兩條繩子綁住一截動脈管，將其切開，結果發現到裡面不像蓋倫主張的那樣有氣（或精氣），而只有血液；在第二次研究實驗中，哈維也證實了當他綁住肺動脈並在右心室注滿水，根本就毫無任何液體會從看不見的細孔流過心隔膜而進入左心室。哈維寫道：

> 經實驗及判斷顯示，血液分別藉著兩側心室的跳動流經肺臟，還有泵往全身上

下。接著，血液流經肌肉中的細孔，進入靜脈，藉以從周邊折返……最後才進入腔靜脈（vena cava），乃至右心房……所以，結論定是動物體內的血液環行不止，而且心臟的運作或功能就是藉由泵送完成此事。這才是心臟活動且跳動的唯一理由。[2]

哎呀，心臟僅是幫浦罷了。

但哈維也公開表示心臟是情緒所在，並未質疑心臟本身抽象的角色（可能唯恐性命堪憂）。他確實認為心臟接近人體的中心位置，會藉助這樣的循環向身體的其它部位散熱。但人體內真正調節溫度的地方位於腦部的下視丘（hypothalamus），所以哈維的說法只對了一半。他曾寫道：

大腦的生理質地既軟濕又冰冷，之所以冰冷，在於它或許可以調和來自心臟的精氣，以防心臟發炎、旋即喪失功能，由此可見那些瘋子的腦袋，為何都是變熱的了。[3]

蓋倫主張食物消化後會輸往肝臟，在那轉換成血液，從蓋倫及其之後的一千五百年間，大部分的歐洲文明都是接受這樣的論調。但哈維和這世界所不明白的是，達文西已經計算出每次脈搏的血流量，你若把這個數字乘以單日的總心跳數，便會得出數千公升的血量（其實是每日七千六百公升），而一個人得要吃進一堆食物，才製造得出這麼多的血量啊。哈維也得出了相同的結論。他判定在半小時內流經心臟的血量就已經高於人體的總血量，所以，血液勢必是一再循環的。

為了證實自己的理論，哈維於擠滿了人的圓形競技場內解剖人（已處決的罪犯）與狗，在魯特琴樂聲的伴奏下以拉丁文進行講解，還在狗的心臟露出後切開肺動脈，再趁右心室收縮之際用鮮血澆淋在場的觀眾——太有趣了！他示範了血液乃由心臟經動脈泵往人體，後經靜脈返回心臟，再自心臟泵入肺臟、萃取某種生命力——我們現在都知道這是氧氣——方由左心室再次泵往人體，如此循環不息，而這或許足以說明心臟每日究竟需要泵送多少血量。

為了顯示血液是經動脈流出心臟，再經靜脈流回心臟，哈維還進行測試，找來一人，並在他手臂上綁緊一條止血帶——只有緊到阻擋靜脈的血流，尚不足以影響肌肉的動脈。此時此刻，手臂在止血帶以下的部位變得腫脹，一如我們預測血液流入手臂但卻無法流離手臂那樣。他在鬆開止血帶後再綁一次，且這次綁得更緊，雙雙阻擋了靜脈與動脈的血流。結果，血液沒有淤積在靜脈、手臂並未腫脹，反倒淤積在止血帶以上的動脈。哈維遂而推測，血液是「動脈出，靜脈入」。

至於血液是如何從動脈流至靜脈，哈維並不清楚。他主張有些小到看不見的細孔連接起這兩大血管系統，而如今我們都知道，這些「細孔」就是微血管。

■ ■ ■

修・蒙哥馬利子爵（Viscount Hugh Montgomery）在十歲騎馬時因馬兒絆跤而墜馬、摔上尖石，以致撞碎了胸內的肋骨。他一路歷經骨折、發燒、化膿及膿瘍破裂，最後在左胸留下了一個大洞。他的傷好是好了，卻一直留有缺口，隨著他一路成長，他有事沒事就要拿塊鋼板遮住缺口才行。縱使身子烙下了永久的傷痕，這名子爵卻是健康得不得了，宛若天方夜譚，而且當他在一六四一年前赴歐洲展演他的傷口，所到之處座無虛席，之後他返回倫敦，年僅十九就成了一名家喻戶曉的人物。哈維告知了英格蘭國王查爾斯一世這個不尋常的案例，遂奉命找出這名子爵，並把他帶到國王跟前。哈維一見到這名年輕人，便詳細檢視他胸口上的洞：

我訝異於此事的新奇，如今我一遍遍地探查傷口且費盡心思地究問一切，這個偌大的舊潰瘍（都是少了內行的醫生！）顯然已經奇蹟似地癒合，內側不但有薄膜包覆，邊緣也都受到肌肉的保護。

他進一步描述了檢視的經過：

但依據該肌肉體的跳動及其節奏上的差異，或者說是它固定跳動的時間（我將一手放在他的腕部，另一手放在他的心部），也在我比較、考量到他的呼吸之後，我做出了結論，認為它不是肺臟，而是心尖或心臟本體。我還注意到心臟的活動；也就是當心臟舒張，它會縮回原貌，而當心臟收縮，它會推送、擠壓，加上心臟收縮當下，手腕處感受得到。因此，這也許很怪，但我已在不造成任何冒犯之下，從一個年輕又活潑的貴族體內握住了心臟及其心室，感受著它的搏動。

我遂帶著這名年輕人覲見國王。陛下可能會想親眼目睹這個奇妙的案例：他或許可在不對個體造成傷害下，從一個健康無虞的人身上觀察到心臟的運動，甚至是用手碰觸收縮時的心室。後來，陛下與我都認知到心臟並無觸感，因為那名年輕人除了看得到，或從外部包覆的皮膜感覺到，他從來就不知道我們何時觸摸到他的心臟。

國王在檢視完這名年輕人的心臟後，說道：「子爵，因為我看過了你的心臟，我還真希望我察覺得到周遭一些貴族的心思呢。」年輕的蒙哥馬利答道：「陛下，我當著神的面前向您發誓，我決不會有任何異心，而會克盡職責、堅定不移的侍奉陛下，永遠做您忠心的臣子。」[4]

■ ■ ■

到了十七世紀末，人們除了對心臟結構上的瞭解已經出奇地精確，另一方面也已廣泛接受哈維由肺循環和系統性循環所組成的雙向環行理論。文藝復興期間，科學永久改變了我們對心臟的看法。如今，心臟僅被視為機械性的幫浦，在靈性上毫無重要性可言。

法國哲學家、數學家暨兼職生理學家勒內．笛卡兒（René Descartes，一五九六年至一六五〇年）是率先接受哈維循環理論的學者之一[5]，但他主張哈維僅把心臟描述成被動的幫浦是錯的，他認為心臟更近似於機器式的火爐（試想一下燃燒引擎吧）。笛卡兒還把靈魂定位在腦部正中央的松果體（pineal gland）：「遠遠穿透至大腦的血液不但滋養、維繫著這個本體，主要還在腦中生成某種非常細微的風，或是非常鮮明、純粹的火焰，稱作動物的靈。」[6]笛卡兒逝世後，其後人一直等到一六六二年才發表了他在《人之形象》（*De Homine Figuris*）一書中對於心臟的見解（圖11），因他很害怕自己若是發表在一六三三年所完成的作品，恐會像伽利略．伽利萊（Galileo Galilei）在一六三二年出版個人著作《關於托勒密和哥白尼兩大世界體系的對話》（*The Dialogue Concerning the Chief World Systems*）那樣，遭到宗教法庭

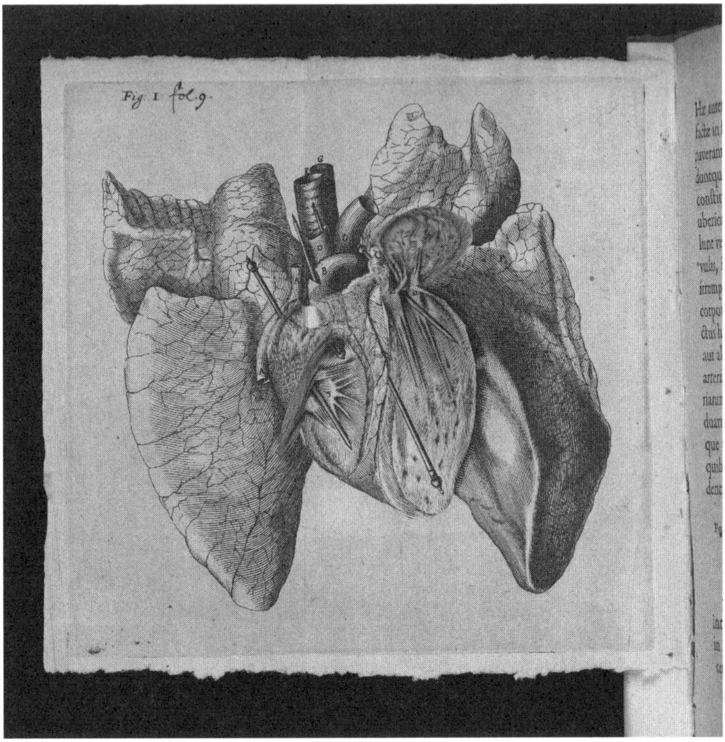

圖 11 《人之形象》（一六六二年），圖 I，肺臟與張開瓣膜的心臟，勒內・笛卡兒。

圖片來源：Reproduced by kind permission of the Syndics of Cambridge University Library.

的審判。當時天主教會聲稱「地球繞著太陽轉動，非屬宇宙中心」的概念乃是異端邪說，而將伽利略定罪判刑。伽利略雖然受到折磨的威脅，後來卻也獲判減刑，在軟禁中度過餘生。

人們不再視心臟為靈魂駐地、上帝與世人溝通的處所，而只把它當成一個器官，單純回應我們所擁有的情緒及感覺罷了（試想一下你一看到才剛愛上的人，或有頭獅子欲朝你撲面而來，你就會心跳加速）。接下來，人們只會暗喻心臟是愛情、勇氣和欲望的來源，但這樣的暗喻一直都強而有力、歷久不衰。

第三部

心「藝」

heART

第十三章　藝術之心

我把心靈都獻給作品，理智已不知所蹤。

——荷蘭後印象派畫家文森．梵谷（Vincent van Gogh）

從心出發，暢行無礙；從腦開始，一事無成。

——超現實主義藝術大師馬克．夏卡爾（Marc Chagall）

除了解剖的文獻外，歐洲目前所知第一幅有關心臟的藝術插圖約出現在中世紀一二五五年的手抄本中，主筆人是位名叫「蒂博」（Thibaut）的詩人，其中〈梨之戀〉（*Roman de la poire*）的愛情故事裡，出現了一名求愛者向另一名少女雙膝下跪且獻上心臟的場景，而且不知為何，少女看上去有些驚嚇（圖12）。那顆心臟狀似松果，心尖朝上，吻合蓋倫、亞里斯多德過去描述且已廣為眾人接受的人體心臟結構，這也許是人們最早在藝術中用「心」來隱喻浪漫的愛。[1]

一三〇五年，義大利畫家暨雕刻家喬托・迪・邦多納（Giotto di Bondone）將七美德與七惡德化身為人，呈現在義大利帕多瓦阿雷那禮拜堂（Arena Chapel，又稱「競技場禮拜堂」）的壁畫中。在壁畫的右上角，七美德之一的「Caritas」（拉丁文，表「聖愛」）把她的心獻給了頭頂上的神（圖13），此後，在藝術上描繪「把心交付給神」遂成了宗教之愛的象徵。

一三一五年，義大利詩人法蘭切斯可・達・巴爾貝里諾（Francesco da Barberino）創作出一本包羅萬象的作品，名為《愛的文件》（*Documenti d'amore*）。其中有首詩作附有插圖，描繪「Conscientia」（拉丁語，表「良知」）把她的心握在手中，那也正是她為了昭示自己擁有潔淨的良知——純淨之心——而從胸中扯下來的心。在《情論》（*Tractatus de Amore*）的插圖中，巴爾貝里諾則呈現出丘比特騎乘在戴有愛心花圈的馬兒上射著箭（圖14）。因此，心可能代表純淨與美德，同時也代表

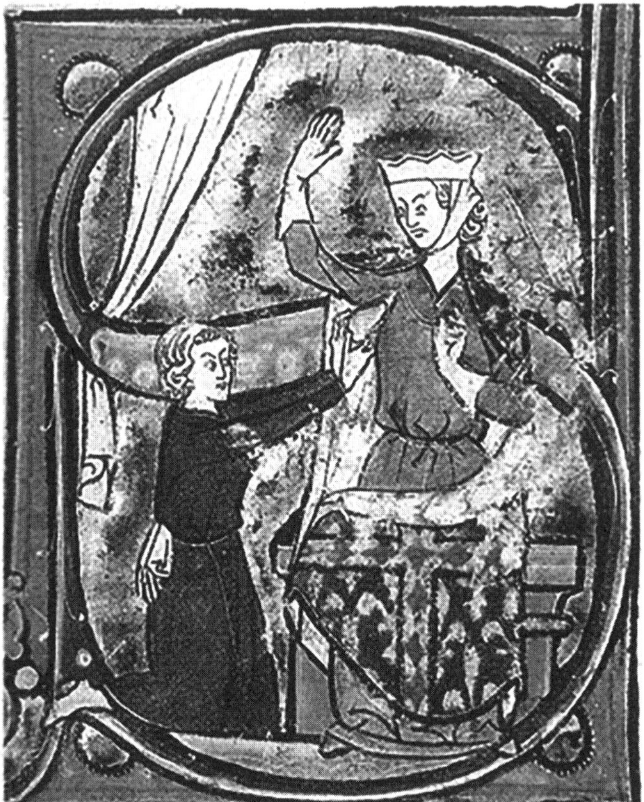

圖 12 〈梨之戀〉，心的隱喻。

圖片來源：Atelier du Maitre de Bari / Wikimedia Commons / Public Domain.

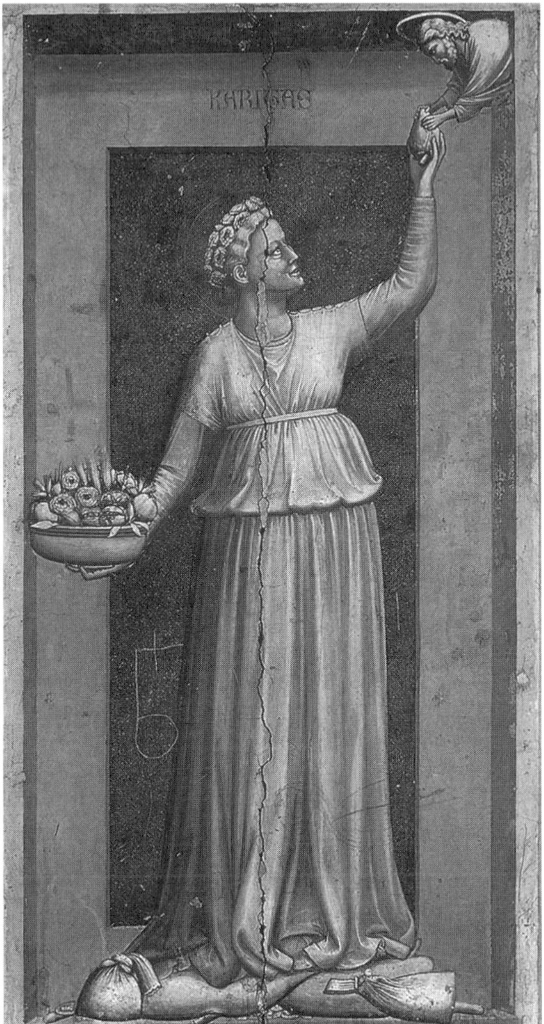

圖 13　七美德之聖愛（大愛）。阿雷那禮拜堂，帕多瓦，義大利。

圖片來源：Giotto di Bondone / Wikimedia Commons / Public Domain.

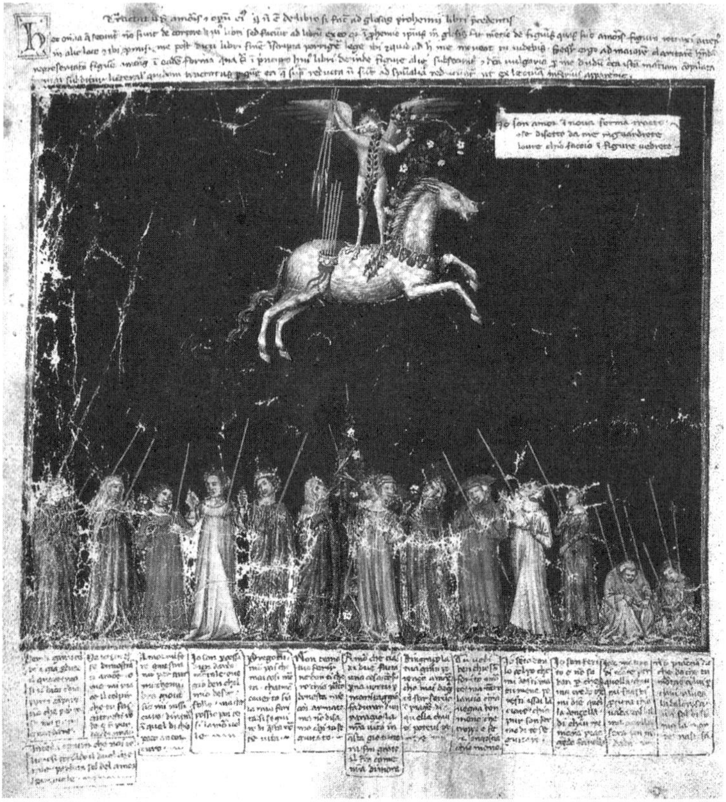

圖 14 《情論》之插圖〈愛的勝利〉（The Triumph of Love），呈現愛神丘比特正以箭射倒各種社會地位的男男女女。

圖片來源：Francesco da Barberino / Wikimedia Commons / Public Domain.

性愛與愛情。巴爾貝里諾的敘事詩在當時蔚為風潮、十分流行。短短幾年之內，其他藝術家也都開始運用較不強調構造，而更具裝飾效果的扇貝形愛心，作為他們浪漫作品的插圖。

一三四四年，來自比利時法蘭德斯（Flanders）的約翰．迪．格雷斯（Jehan de Grise）曾為《亞歷山大羅曼史》（*The Romance of Alexander*）繪製插圖，其中有幅插圖便是一名女人舉起她從亞歷山大大帝身上取得的心，亞歷山大大帝則是碰觸自己的胸口，以彰顯那顆心的來處。到了十四世紀中，心的圖樣開始遍及歐洲，象徵著「性愛或愛情」及「純粹的聖愛」這兩大看似矛盾的主題。

約在此時，藝術家也開始描繪人們手拿心尖、心底朝上，這樣的心臟就結構上來說比較正確，而如此描繪心臟的圖例最早出現在十四世紀中的小橡木盒上，稱之為「minnekästchen」（德文，表「愛之記憶首飾盒」）。當時這種德式小盒旨在作為贈禮，送給愛人收納珠寶或個人的物品，而這樣的盒子上有張插圖，呈現出一名年輕人把他的心獻給了明尼夫人（Frau Minne），即中古高地德語（Middle High German）文學中宮廷愛情的化身。明尼夫人常被視為浪漫愛情或熱情的「女神」（正好和耶穌博愛的角色相反）。二〇〇九年，人們還在瑞士蘇黎世的公會會館（guild house）中發現了一幅十五世紀的畫作，畫中描繪明尼夫人正在指揮一群男性自胸口摘下他們的心臟，暗喻他們現正為愛所苦。2

法國巴黎的羅浮宮內吊掛著一幅約莫始於一四一〇年的織錦，名為〈獻心〉（*Offering of the Heart*），織者來自比利時，全名不詳，卻華麗地呈現出騎士時代浪漫愛情的理想典範：一名騎士以大拇指與食指拿著他的心，象徵著他的愛（圖15），而這顆心看起來就像我們現在所認識的心形圖案。

德國雷根斯堡的卡斯帕大師（Master Caspar von Regensburg）曾於一四八五年完成名為〈維納斯及其求愛者〉（*Venus and Her Lover*）的版畫，透過這幅版畫，我們可以看到明尼夫人再次回歸。畫裡至少有十九顆心圍繞著她，而這些心的形狀，就類似我們現在所知的愛心符號；她在畫中一邊俯視著無助的求愛者，一邊以各式各樣的手段折磨著這些心（圖16）：有的心經刀、箭、長矛刺穿，有的心不是「啪」的一聲落入陷阱、遭受火刑、被鋸成兩半，就是受到其它形式的殘暴虐待，與此同時，求愛者則苦苦哀求著明尼夫人，拯救他免於痛苦。

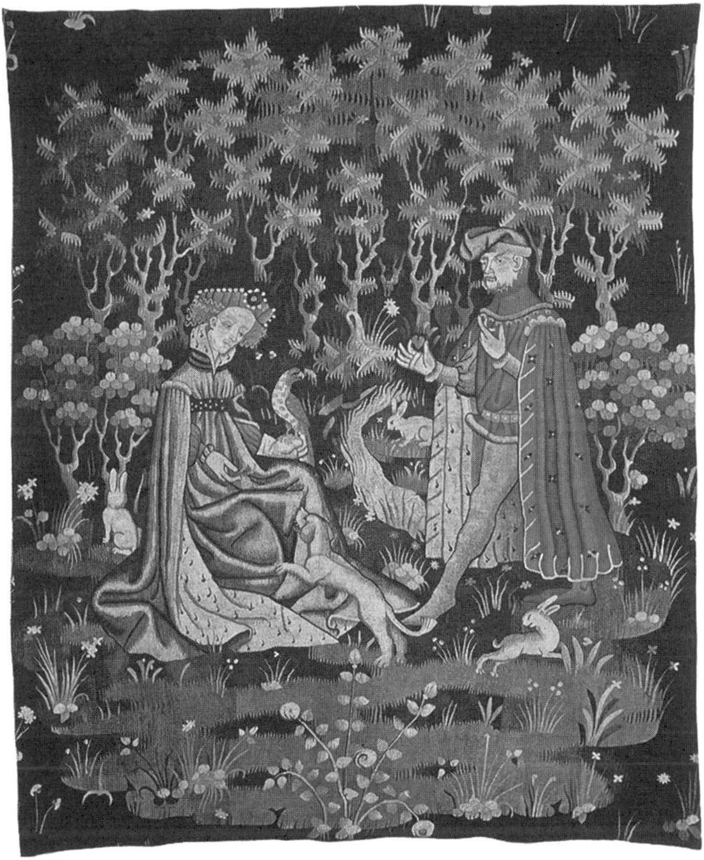

圖 15 〈獻心〉，比利時織錦，織者不詳。

圖片來源：Louvre Museum / Wikimedia Commons / Public Domain.

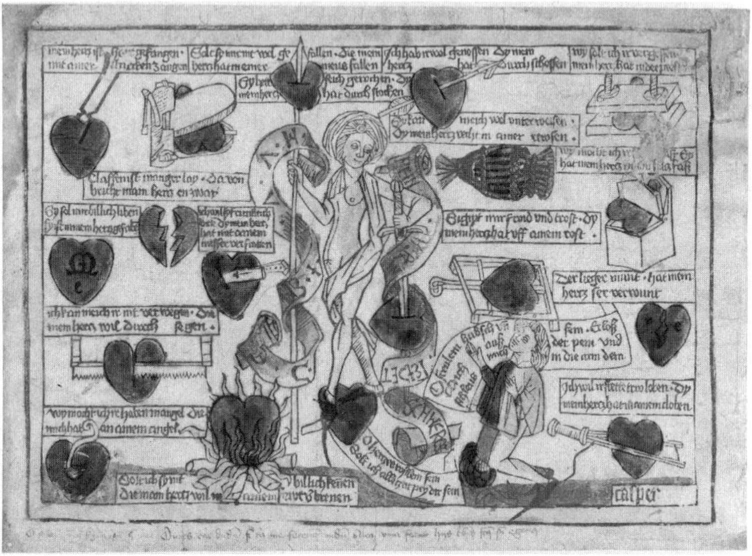

圖 16 〈維納斯及其求愛者〉，約一四八五年，卡斯帕大師。

圖片來源：Bildagentur / Kupferstichkabinett, Staatliche Museen, Berlin, Germany / Jörg P. Anders / Art Resource, New York.

大約一五〇〇年，法蘭西國王路易十二（Louis XII of France）的朝臣皮埃爾·薩拉（Pierre Sala）創作了一本可於掌中閱讀的小書，名為《愛之標誌與格言》（*Emblemes et Devises d'amour*），且書中收納了十二首情書及插圖，旨在獻給他畢生的摯愛瑪格麗特·布利烏德（Marguerite Bullioud）（當時瑪格麗特雖為人妻，但她在丈夫死後最終嫁給了薩拉）。〈兩女試圖網羅飛翔之心袖珍圖〉（Miniature of Two Women Trying to Catch Flying Hearts in a Net）係為書中的插圖之一，描繪了兩名女性企圖捕捉象徵「飛揚之愛」（soaring love）的帶翅之心（圖17）。

自中世紀末至文藝復興，心的圖案開始激增，迅速遍及整個歐洲，它不但出現在當時的畫作，也出現在家徽、盾牌、劍柄、珠寶盒以及墓碑上。心形的書籍也變得大受歡迎，代表著「記憶於心」的概念。中世紀的心形書籍涵蓋了抒情歌之類的音樂或宗教信仰的相關行為，書在闔上時宛若一粒杏仁果，打開後卻「綻放成」一顆心；其它書則是闔上時像顆扇貝形的心，一旦打開，才呈現出因愛連結而起的兩顆心（圖18）。

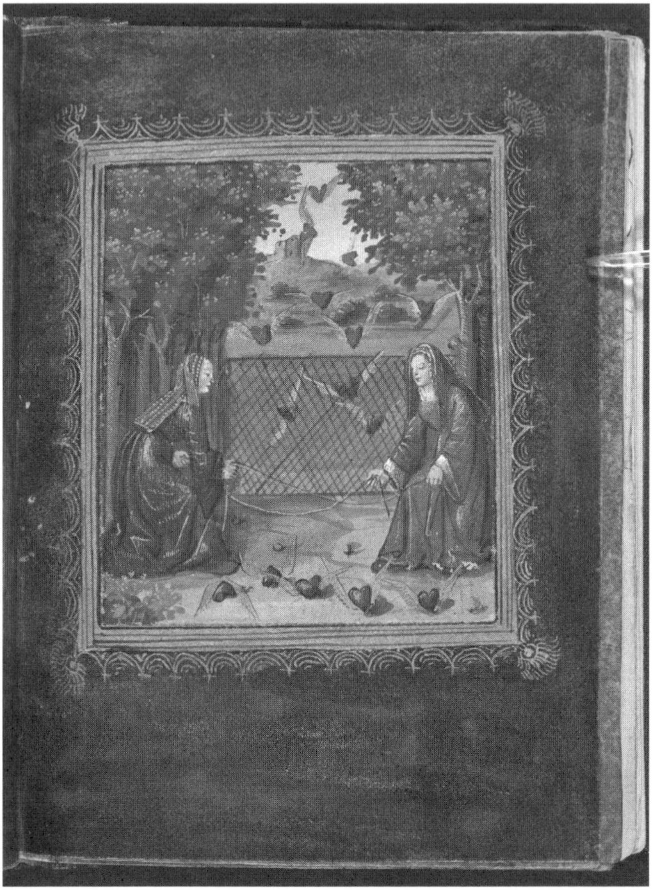

圖 17 〈兩女試圖網羅飛翔之心袖珍圖〉，取自皮埃爾．薩拉之「愛的小書」（Petit Livre d'Amour）。

圖片來源：The British Library [Stowe 955, f. 13].

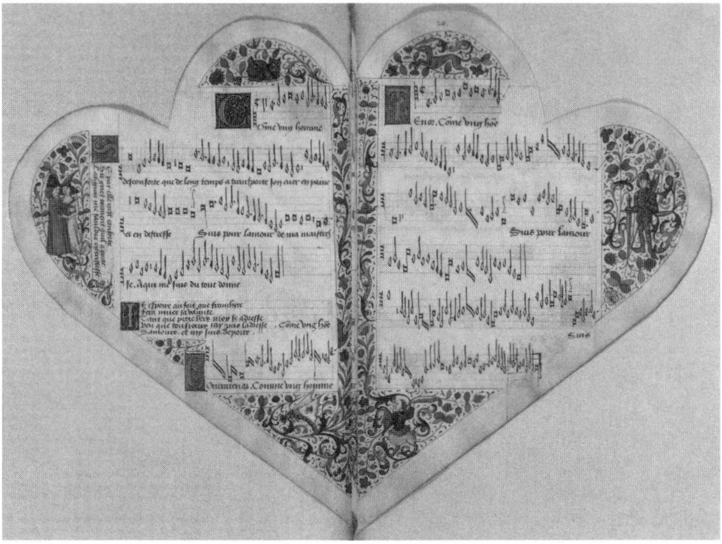

圖 18 《蒙舍尼歌曲集》（*Chansonniere de Jean de Montchenu*，約一四七〇年）是本收錄宮廷情歌的書（法文情歌三十首、義大利文情歌十四首）。

圖片來源：Courtesy of Bibliothèque Nationale de France.

■■■

約在一四八〇年，即印刷機發明不久之後，歐洲便開始印製遊戲紙牌販售（紙牌最初是從中國經埃及傳至歐洲），而紙牌中的四組花色，分別代表了中世紀的封地制度。第一組黑桃（Spade）代表仕紳階級的劍；紅心（Heart）象徵神職人員，即「內心純淨」（pure-at-heart）之人（較早的手繪紙牌上，畫的是代表聖盃〔Holy Grail〕的杯子）；方塊（Diamond）意味著商人；梅花（club）的圖案則表農業或農民。

■■■

馬丁・路德（Martin Luther）乃是十六世紀的修道士暨神學家，他的信仰催生了宗教改革（Reformation），終使基督新教（Protestantism）成了基督宗教界（Christendom）中僅次於羅馬天主教與希臘東正教（Eastern Orthodoxy）的第三大勢力。一五三〇年，路德委託他人製作個人印章——路德玫瑰（Luther Rose）——以作為德意志薩克森公爵約翰・腓特烈（John Frederick of Saxony）庇護他的回報。路德玫瑰呈現出一朵白玫瑰環繞起一顆心，心內有個黑色十字架，此即基督為世人捨命流血之心，而這樣的圖樣之後成了路德宗（Lutheranism）的徽號（圖19）。路德說，心內的十字架之所以是黑的，乃因十字架帶來痛苦，心是紅的，乃因其奉獻生命，而心座落在白玫瑰上，顯示信仰會帶來喜悅、慰藉與平靜。路德還說「因為人心裡相信，就可以稱義」。[16]

■ ■ ■

早期美索亞美利加活心獻祭的插圖裡，說著納瓦特爾語的皮皮爾人（Pipil，介於七〇〇年至一二〇〇年間）都把獻給太陽神的心畫成尖部朝上，一如刻在古碑

⓰ 取自《新約聖經》中〈羅馬書〉第十章第十節。路德強調「因信稱義」之教義，所以「路德宗」又稱「信義宗」。

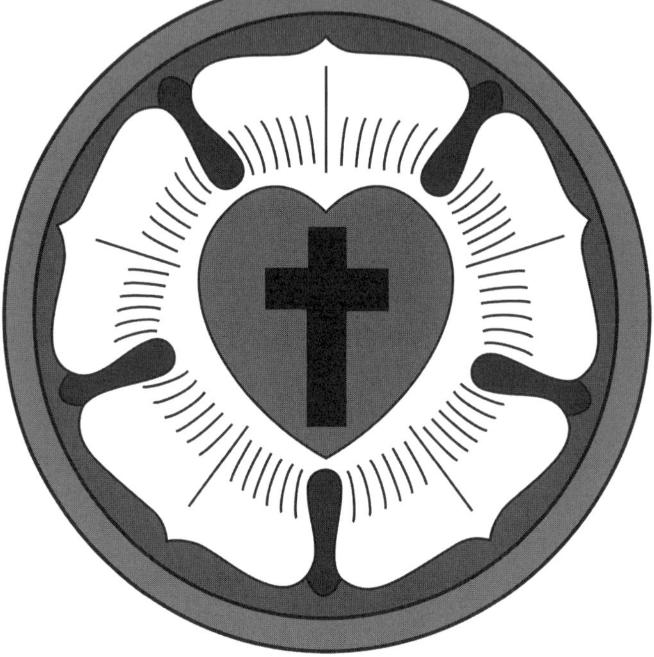

圖 19　路德玫瑰。丹尼爾．喬弗伊（Daniel Csorfoly）授權使用（匈牙利布達佩斯）。

圖片來源：Wikimedia Commons / Public Domain.

（stele）——直立的石板紀念碑——上面那樣。在較晚期的描繪中，心尖才轉而朝下、扇貝形的部位朝上，就和那只西元前一千五百年的奧爾梅克人形雕像所擁抱的心一樣（圖20）。心的方向在藝術上產生變化的時點，正好與歐洲發生類似變化的時點一致，這算不算是巧合呢？

海地的爾祖里耶·弗雷達（Erzulie Freda）是掌管愛情和女性的羅瓦（Loa，表「靈體」或「女神」），其神話最早可追溯到十六世紀的西非。當初

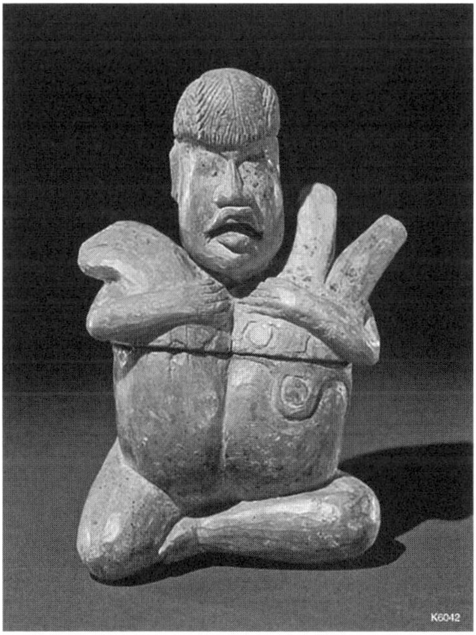

圖 20　擁抱心臟的組合式人形容器，奧爾梅克，拉斯博卡斯（Las Bocas），普埃布拉州（Puebla），墨西哥。

圖片來源：The Olmec World, p. 327. Photograph by Justin Kerr, The Pre-Columbian Portfolio / Public Domain.

非洲人經由「中央航線」（Middle Passage，將黑人自非洲運往美洲的大西洋航程）被迫運往海地為奴，爾祖里耶・弗雷達遂成了女性的守護神。祂或許還是海地巫毒（Vodou）及紐奧良巫術（Voodoo）中最受歡迎的羅瓦，常以一顆心——或一顆被匕首或長劍刺穿的心——作為標誌。海地的藝術家不但喜歡以爾祖里耶・弗雷達作為主題，還常把祂畫成胸中有心或是胸前遭長劍刺入心臟的聖母像。人們多以「被劍刺穿的心」當作其神聖的圖騰（Veve），現今巫毒的儀式中依舊可以看見這樣的心。

■ ■ ■

我們除了在各種文化的藝術作品中持續發現心的蹤跡——不論是象徵性的心，還是結構性的心——當代藝術家也依舊熱愛以心作為藝術上的主題。墨西哥女畫家芙烈達・卡蘿（Frida Kahlo）在其〈兩個芙烈達〉（*Two Fridas*，一九三九年，圖21）的作品中，便利用結構性的心，呈現出她與墨西哥壁畫之父迪亞哥・里維拉（Diego Rivera）離婚後所具備的兩種性格——健康之心與破碎之心。

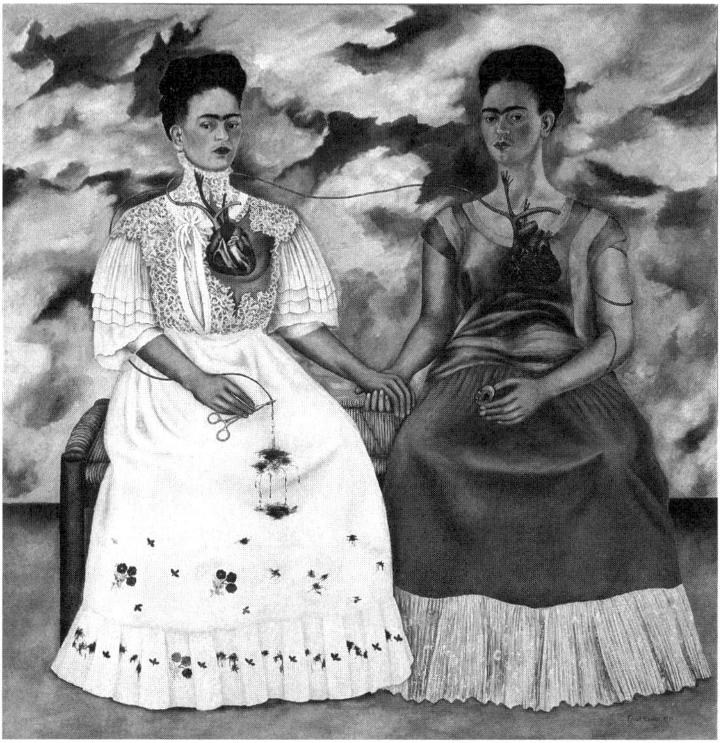

圖 21　芙烈達．卡蘿之〈兩個芙烈達〉。國立近代美術館（Museo Nacional de Arte Moderno），墨西哥市。

圖片來源：Schalkwijk / Art Resource, New York. © 2022 Banco de México Diego Rivera Frida Kahlo Museums Trust, Mexico, D.F. / Artists Rights Society（ARS）, New York.

法國野獸派畫家亨利·馬諦斯（Henri Matisse）的剪貼畫〈伊卡洛斯〉（*Icarus*，一九四七年，圖22）中，心代表著生命與熱情。伊卡洛斯是希臘神話中的人物，他因飛得離太陽太近而融化了自己以蠟做成的雙翅，馬諦斯畫中的黑色人影正墜落在

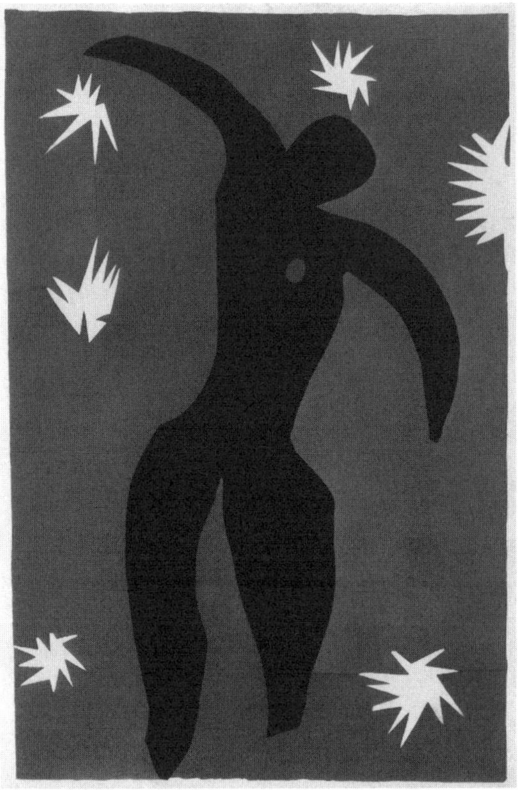

圖22　亨利·馬諦斯之〈伊卡洛斯〉。

圖片來源：© The Metropolitan Museum of Art. Image source: Art Resource, New York. © Succession H. Matisse / Artists Rights Society（ARS）, New York.

繁星圍繞的藍色夜空，即是體現這樣的場景；此外，伊卡洛斯的胸中還有一顆鮮紅色的橢圓在閃閃發光，據馬蒂斯寫道，那是伊卡洛斯「懷著熱情之心墜落星空」。

〈氣球女孩〉（*Girl with Balloon*，圖23）是二〇〇〇年出現在英國倫敦的系列壁畫之一，由街頭塗鴉藝術家班克西（Banksy）以模板技術拓印而成。該壁畫描繪了一名小女孩正把手伸向一只被風吹走的紅色愛心氣球，但外界並不清楚小女孩是沒抓好氣球而讓它隨風飄走——意味著失去希望——還是有意鬆開愛心氣球，給予這個世界愛和希望。

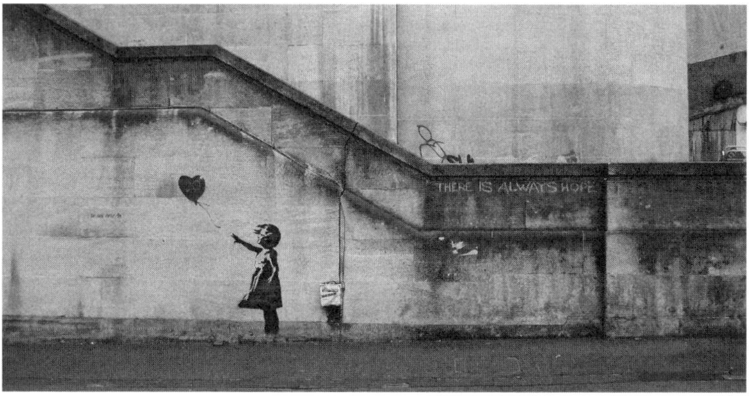

圖23　班克西之女孩及愛心氣球，多明尼克．羅賓森（Dominic Robinson）攝，布里斯托（Bristol），英國。

圖片來源：Wikimedia Commons / Public Domain.

不論是象徵上的心還是結構上的心，兩者在近代藝術中一直都相當普及。至於大腦，除了結構性的素描外，大家還想得出其它的畫作嗎？

■ ■ ■

有各式各樣的理論主張心是如何演變成我們現在所認識的這種表意符號：鮮紅色、扇貝狀、左右對稱。現代人採用的心形屬於象形圖（pictogram）——一種抽象的符號，結構上的表現未必正確。就幾何上而言，「♥」呈現出心形線（cardioid），這在大自然中非常普遍。它可能代表羅盤草（silphium）的心形果實；羅盤草曾在西元前六世紀被希臘羅馬人拿來作為避孕藥，現已絕跡。它也可能是古希臘藝術中常見的常春藤葉，與浪漫愛情有關。它更可能代表女性的胸部、臀部或陰戶（vulva）。另外，還有人主張天鵝在求偶過程中，固定會把長頸向對方彎曲，而形成這樣的心形。

雖然眾說紛紜，但它或許只是「心臟結構的草圖」這麼簡單。由於天主教會嚴禁中世紀的藝術家進行解剖，所以我們現在所看到的心形符號也許是基於亞里斯多德、蓋倫在古時的敘述描繪而成，他們曾稱心臟這器官有三大腔室，且基部中央凹陷。當我們看到更多古人對於心臟的描繪，像是心臟經埃及神祇奧西里斯秤重接受審判（約西元前兩千五百年）、美索亞美利加的奧爾梅克人擁抱心臟（約西元前一千五百年）等等，就可以發現其中的心臟結構更加正確[3]，因為這些古人可是在為屍體防腐或獻祭時，親眼看過人類真正的心臟呢，而後來的人們乃是到了十九世紀至二十世紀，才發掘出這些更精確的心臟圖，所以對中世紀的藝術家來說，這部分可謂付之闕如。然而，當我們取來李奧納多．達文西的心臟結構素描，再和用來象徵愛的心形圖案相比，大家如今所認識的愛心，也許已和真正的心臟相去不遠了（圖24）。

■ ■ ■

一九七七年，美國平面設計大師米爾頓．格拉瑟（Milton Glaser）為了促進紐約州的觀光，創作出知名的標誌「I ♥ NY」（我 ♥ 紐約），然後心形圖案首度躍升為一

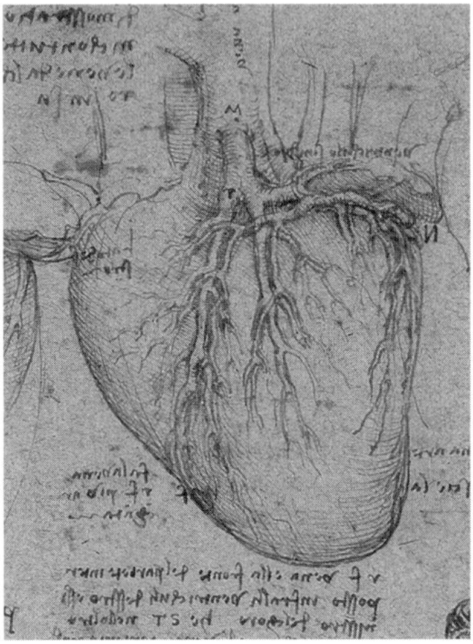

圖 24　達文西之手繪心臟對照愛心符號。李奧納多・達文西之心臟素描及註解。

圖片來源：Collection Windsor Castle, United Kingdom. Royal Collection Trust/© Her Majesty Queen Elizabeth II 2018.

個動詞。如今，「♥」可用以愛人、事、地、物，如「我♥你的♥」。想一想你前方車子上「♥耶穌就按叭——」或「維吉尼亞是♥人之州」的保險桿貼紙，抑或開車較慢的駕駛人會貼上「我♥我家柯基」的標語吧。

一九九五年，日本電信公司 NTT DoCoMo 在其熱銷的小型呼叫機「口袋之鈴」（Pocket Bell）上發表了第一個表情符號——愛心。到了一九九九年，他們一路研發出彩色的表情符號，涵蓋了五種不同的愛心。查看一下你的手機有幾種愛心的表情符號吧。大腦的表情符號有是有，但「我🧠紐約」、「我🧠你的🧠」就是行不通啊。

二〇一五年，推特（Twitter）公司藉由發布一則推特，敘明「你能用一顆愛心表達的可多了，以全新的方式展現出你上推特時的感受吧」，而擴充了「♥」的意義及運用。該公司寫道：「♥」可以表示「好！」、「賀！」、「大笑」、「可愛欸」、「堅強點」、「哇」、「抱抱」、「噢～」、「擊掌」。

在藝術及社群媒體中，愛心符號一直都相當普及，而且具有多重意義，比方說，如今在電玩裡，它還可以代表「體力狀態」或「剩下幾條命」。縱使「心是靈與愛之所在」的概念逐漸破滅，心形仍作為愛情、親情與聖愛的象徵而持續蓬勃發展著。試想一下機車上那名魁梧大漢在手臂紋上了愛心的圖案，心間還穿插著「MOM」（老媽）的英文字母。當咖啡師小心翼翼地為蒞臨店家的女孩奉上一杯拿鐵，奶泡上還附有心形的拉花，這女孩看到之後，難道不會臉紅心跳嘛？

第十四章　文學之心

在藝術中，手所製作而出的，絕無法比心所想像而出的還要精采。

——美國思想家暨散文家拉爾夫・沃爾多・愛默生（Ralph Waldo Emerson）

正如心在中世紀的藝術中作為插圖，同時期的文學也曾以心作為象徵。[1] 義大利詩人但丁・阿利格耶里（Dante Alighieri）在自傳體的《新生》（*Vita Nuova*，一二九四年）一書中論及了他對心上人貝雅翠絲（Beatrice）的愛：「我感覺到在我內心，有個慈愛的靈正在沉睡，後來，我看見了『愛』自遠方欣然而至——我就是分辨得出。」但丁繼而夢見貝雅翠絲吃掉了他的心。

義大利詩人暨文學家喬凡尼・薄伽丘（Giovanni Boccaccio）的敘事詩《愛之

景》（*Amorosa Visione*，一三四二年）中，心就宛若一本書，心壁上得以留下隻字片語，至於當中所涉及的主題，則是從上帝的話語轉變成綿綿的情話：

當我佇立在那，我似乎看見
這名翩翩女子朝我而來
揭開了我的胸膛，並以金色字母
在那註定深陷痛楚的內心深處
刻寫下她的芳名
如此一來，便永不脫落。

薄伽丘的《十日談》（*Decameron*，一三五〇年）共收錄了一百篇故事，其中有兩篇把「心」視為真愛的故事，而且實在描寫得太過生動。在第四日的第一篇故事中，薩萊諾（Salerno）的唐克萊（Tancredi）親王有違倫常，愛上了自己的女兒基斯穆妲（Ghismunda），之後更出於嫉妒殘殺了女兒的情人圭斯卡多（Guiscardo），還把圭斯卡多的心臟盛入金盃，一併送給了她。基斯穆妲在收到情人的心臟後，舉起它湊至唇邊，深情一吻。「我知道他的靈魂仍在這裡，在你之中，且正注視著我倆才知曉的幸福之地。」她向侍從表達了她十分感謝父王賞給她這麼一個無價之禮，便朝杯中倒入毒藥、和入眼淚，然後一飲而盡。「噢，我摯愛的心啊，我過去所要為你做的，如今我都做了、了無牽掛，只願你讓我的靈魂，伴隨著你所珍藏的靈魂吧。」語畢，她緩緩爬至床上，緊握著情人的心，靜待死去。

在第四日的第九篇故事中，騎士紀堯姆．德．羅西雄（Guillaume de Roussillon）謀害了妻子的情人，也就是一名同為騎士的友人。羅西雄切下了他的心，送回給自己的廚子，並指示他用這顆「野豬的心」備好一道特別的佳餚。當這顆心煮好上桌，羅西雄毫無胃口，遂把這道菜遞給了他的夫人，看著她吃得津津有味，一口又一口地把整道菜吃了個精光。羅西雄問道：「夫人，這道菜如何啊？」她答道，還用問嘛，我很喜歡。羅西雄於是告訴她，他親手切下了她情人的心臟，並遣人做成了這道料理。與其作嘔想吐，這位夫人宣稱自己已經吃過這世上最完美的東西、此後什麼都不會再吃，隨即踏上窗台、一躍而下，登時殞命。

英國大文豪莎士比亞曾在他的詩作寫入象徵性的心，廣為人知。譬如，他在《十四行詩集》的第一百四十一首（*Sonnet 141*，一六〇九年）中寫道：

但是我的五種心至五種官能，
不能打斷我愛你的一片癡心，
於是我六神無主，徒具人形，
為你的雄心做奴隸，做卑賤的僕人。[17]

莎翁的另一部作品《無事生非》（*Much Ado About Nothing*，一六二三年）中，班尼迪（Benedick）在脫口說出他愛貝特麗絲後，她最後也坦承：「我整個心兒都愛著你，再分不出心來表白自己啦。」[18]

《李爾王》（King Lear，一六〇六年）中，當盛氣凌人的李爾王要求他的三名女兒公開宣稱她們有多愛他，以獲取他部分的王國和領地時，三女柯苔莉亞（Cordelia，字首的「cor」表「在心中」）並不像她的兩名姊姊那樣阿諛奉承、虛偽欺騙，她無法表達自己對父王的愛，僅說：「我沒法把我的心掛在嘴邊上。」[19]李爾王並不瞭解，柯苔莉亞其實是因為太愛她的父王才會無法訴諸文字，於是憤而剝奪了她的繼承權——此乃莎翁的四大悲劇之一。

另外，我們還可在亞瑟・柯南・道爾爵士（Sir Arthur Conan Doyle）於一八九五年所完成的《史塔克・蒙羅之信》（*The Stark Munro Letters*）中，讀到「心作為通往上帝所在之路」的概念。蒙羅博士在與教區內高教會派（High Church）的助理牧師爭論時，寫道：「我說啊，磚頭及灰漿可打造不出通往天堂的階梯。我祕密地隨身帶著屬於自己的教堂，深信人類的心，才是與主同在的最佳神殿。」

我們還可以在愛爾蘭作家布拉姆・斯托克（Bram Stoker）於一八九七年所完成的《吸血鬼伯爵德古拉》（*Dracula*）中，找到一個最可靠的方法，讓這世界得以完全擺脫吸血鬼。文中亞伯拉罕・凡赫辛（Abraham Van Helsing）教授寫信給約

---

[17]《十四行詩》，梁實秋譯，遠東圖書公司出版，二〇一九年四月二版一刷，第一一九頁。

[18]《新莎士比亞全集第三卷：喜劇》，方平譯，貓頭鷹出版，二〇〇〇年十一月，第一二〇頁。

[19]《新莎士比亞全集第五卷：悲劇》，方平譯，貓頭鷹出版，二〇〇〇年十一月，第三十一頁。

翰・西瓦德（John Seward）醫生，稱他必須「帶走和這封信放在一起的所有文件，包括哈克（Harker）夫妻的日記和其他東西，然後好好細讀，接著找出這個不死人（UnDead）之王，砍下他的頭、焚燒或用尖柱刺穿他的心，這樣他就無法再作怪了。」[20]

此後，在文學藝術中，我們便一直賡續以「心」作為一種媒介，象徵愛情、親情、聖愛以及我們內心的善。以下正是一些近代文學的最新範例。在愛爾蘭作家暨詩人詹姆斯・喬伊斯（James Joyce）的《一個青年藝術家的肖像》（*A Portrait of the Artist as a Young Man*，一九一六年）中，身為青少年的史蒂芬（Stephen）首度體驗到心的欲望：「他的心隨著她的一舉一動而起舞，宛如隨著浪潮載浮載沉的軟木塞。」捷克裔法國籍作家米蘭・昆德拉（Milan Kundera）於其《生命中不能承受之輕》（*The Unbearable Lightness of Being*，一九八四年）一書中，描述薩賓娜（Sabina）在觀看美國參議員望著他自己的孩子一邊奔跑一邊嬉鬧的同時，心想：「心靈和大腦經常意見不合牴觸齟齬。」[21]在棄絕理性之下，她所正表達的是，我們內心的感覺所告訴我們的，要比我們腦中的想法所告訴我們的更加真實。

美國作家戈馬克・麥卡錫（Cormac McCarthy）曾於二〇〇六年出版《長路》（*The Road*）一書，描寫書中的父親希望自己的心可以杜絕一切感受，還試圖讓自己變得毫無人性，他心中想著：「但願我心如鐵石。」[22]美國自然文學作家迪莉婭・歐文斯（Delia Owens）敘述《沼澤女孩》（*Where the Crawdads Sing*，二〇一八年）中的奇雅（Kya）在母親拋下她離去的數月後，內心對於孤寂與失去的痛楚逐漸緩和：「到了某一刻，心痛終於漸漸消散，就像流進沙中的水，依然存在，卻深不可見。」

此外，享譽當代文壇的移民作家麥可・翁達傑（Michael Ondaatje）於其執筆的《英倫情人》（*The English Patient*，一九九二年）中，描述凱薩琳（Katherine）在告訴艾莫西（Almásy）她一直深愛著他之後，艾莫西也坦承自己內心一直為她所苦，後來他雖不得不留下洞穴裡受了傷的她向外求援，卻承諾會回來帶走她的遺體：「每晚，我割著自己的心思念你，天一亮，心卻又自動復原。」

---

[20]《吸血鬼伯爵德古拉》，洪夏天譯，商周出版，二〇一八年五月初版，第二二三頁。

[21]《生命中不能承受之輕》，韓少功、韓剛譯，時報文化出版，一九九五年三版，第三〇一頁。

[22]《長路》，毛雅芬譯，麥田出版，二〇〇八年十一月初版，第十九頁。

第十五章　音樂之心

音樂正如一把神奇之鑰，最緊閉的心扉也會應聲而開。

——奧地利歌唱家瑪麗亞·奧古斯塔·馮·崔普（Maria Augusta von Trapp）

繼黑暗時代的葛利果聖歌[23]（Gregorian chant）及宗教禮儀劇[24]（liturgical drama）後，心在文藝復興時期成了音樂中固定出現的主題。有關愛情和心碎的歌曲在十四世紀至十五世紀蔚為風行。鮑德·柯迪亞（Baude Cordier，「cor」表「在心中」）係為鮑德·弗雷內爾（Baude Fresnel，一三八〇年至約一四四〇年）的筆名，身為法國作曲家的他，曾譜出有關愛的輪旋曲[25]（rondeaux），其中有首〈美、善、賢〉（Belle, Bonne, Sage）的樂譜，還是以心形呈現。除了以心形呈現音樂，柯迪亞更在歌詞中畫上小小的愛心，取代了「心」的本字（圖25）。其主題樂段如下：

可愛、善良、睿智、溫柔又高貴的人兒
在迎來新年的此日
我在心中譜了首新曲，作為獻禮
以向妳表明，我的心跡。

㉓羅馬教宗葛雷哥利一世（Pope Gregory I）於五九一至六〇四年擔任教宗期間，下令搜集當時流傳於教會及民間的宗教歌曲，並將之彙編成歌曲集，此即「葛利果聖歌」。爾後，葛雷哥利一世還將其傳至歐陸，使得各地教會都以此作為儀式歌曲，可謂是基督教宗儀式音樂之發源。

㉔來自中古世紀早期的歐洲音樂傳統，以拉丁文為對白，搭配動作，同時也以一些音樂充當配樂，演出福音、受難及聖徒生活等等的聖經故事；其於十四世紀後流入民間，深深影響歐洲戲劇文化，包含在十七世紀成為歐洲主流戲劇之一的歌劇。

㉕一種多段組合之樂曲形式，由主題樂段（refrain）與副題樂段（couplet）輪序構成，且無論樂曲有幾段，最後定會以主題樂段作結。

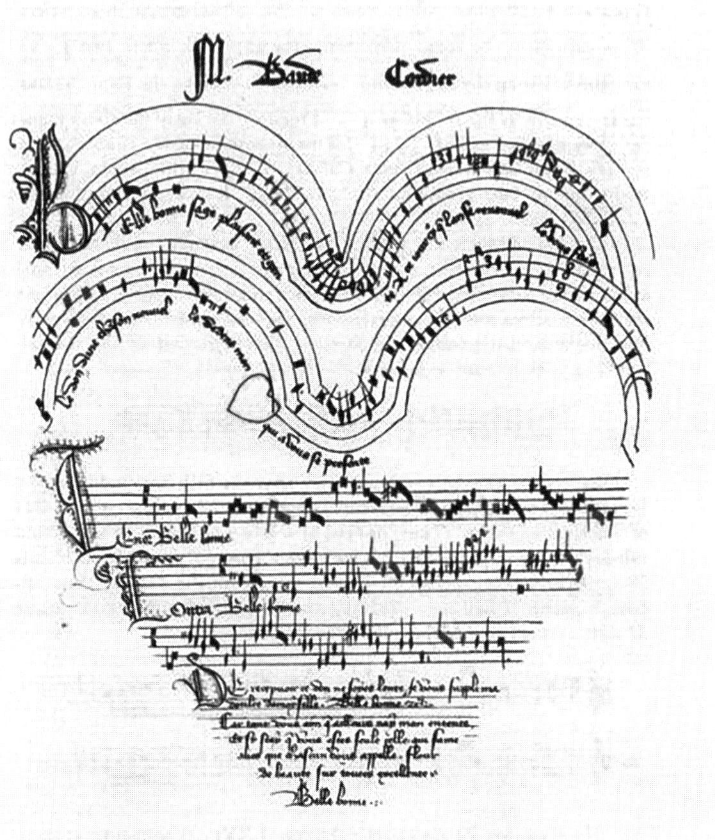

圖 25 「美、善、賢」，取自鮑德．柯迪亞之《尚蒂利手稿》（*The Chantilly Manuscript*）。

圖片來源：Wikimedia Commons / Public Domain.

義大利自一六〇一年便開始流行的世俗音樂「牧歌」（madrigal）則說得露骨。我們在義大利作曲家暨演唱家朱里歐・卡契尼（Giulio Caccini）的〈阿瑪瑞麗，我的愛〉（Amarilli mia bella）一曲中，即可見一斑：「取出愛人心頭上的箭／是為了治癒他愛的傷痕／而這只有藉著翻雲覆雨，才能辦到。」

一七五九年，英格蘭演員大衛・賈里克（David Garrick）完成了〈橡樹之心〉㉖（Heart of Oak）一曲的歌詞。賈里克曾經太過投入飾演理查三世（Richard III）一角，以致絲毫沒察覺到他在演出期間因骨折所造成的疼痛，從而衍生「斷腿啊」（break a leg）這樣預祝他人出演成功的說法。〈橡樹之心〉一曲主為鼓舞當時正處在七年戰爭（Seven Years' War）的英國，由於英國之後取得了一連串的勝利，遂使本曲大受歡迎，隨後成為英國皇家海軍（British Royal Navy）的官方進行曲。該曲的副歌如下：

㉖橡樹之心本指心材（heartwood），即橡樹樹幹中央最堅實的木材。

橡樹之心是我們的船艦，橡樹之心是我們的子民；
我們隨時準備好，噢，夥伴，站穩點！
我們會戰鬥，且會一次又一次的征服。

靈歌（Spiritual）——美國最重要的音樂形式之一——原是由美國南北戰爭之前位於南方的非洲黑奴所創作的宗教民歌。「靈歌」的說法係出於欽定本《新約聖經》中〈以弗所書〉的第五章第十九節：「當用詩章、頌詞、靈歌，彼此對說，口唱心和的讚美主。」自十九世紀初以來，最著名的靈歌之一就屬〈我心深處〉（Deep Down in My Heart）了，其經典歌詞傳唱如下：「主啊，祢知道我愛每一個人／就在我心深處」。

此後，人們在流行音樂中便一直用「心」作為隱喻，甚是普及，而現代以「心」為曲名的範例則有康妮・法蘭西絲（Connie Francis）的〈我心自有數〉（My Heart Has a Mind of Its Own）、東尼・班奈特（Tony Bennet）的〈心繫三藩市〉（I Left My Heart in San Francisco）、披頭四（Beatles）的〈比伯軍曹寂寞芳心俱樂部〉

（Sgt. Pepper’s Lonely Hearts Club Band）、唐妮·布蕾斯頓（Toni Braxton）的〈別傷我的心〉（Un-Break My Heart）、邦妮·泰勒（Bonnie Tyler）的〈心之全蝕〉（Total Eclipse of the Heart）、艾爾頓·強（Elton John）及琪琪·蒂（Kiki Dee）合唱的〈別讓我心碎〉（Don’t Go Breaking My Heart）、莎黛（Sade）的〈有人已教我心碎〉（Somebody Already Broke My Heart）、史蒂薇·尼克斯（Stevie Nicks）及湯姆·佩蒂與傷心人樂團（Tom Petty and the Heartbreakers）合唱的〈停止拉扯我的心〉（Stop Draggin’ My Heart Around）。

猶記英國的車庫搖滾樂團穴居人（The Troggs）及後來的吉米·罕醉克斯（Jimi Hendrix）引吭高唱〈野東西〉（Wild Thing）是如何讓他們的心歡唱，也讓一切變得棒極了。或是英國滾石樂團（The Rolling Stones）的米克·傑格（Mick Jagger）在〈親愛的醫生〉（Dear Doctor）中悲嘆著他的內心歷經過怎樣的痛苦。還有像漢克·威廉斯（Hank Williams）的〈你欺偽的心〉（Your Cheatin’ Heart）、喬治·史崔特（George Strait）的〈全心愛你〉（I Cross My Heart），以及比利·雷·塞洛斯（Billy Ray Cyrus）的〈傷痛破碎的心〉（Achy Breaky Heart）等美國知名鄉村歌曲，也都相當經典。

從文藝復興時期，歷經湯姆・佩蒂與傷心人樂團，乃至當代音樂，人們都一直在音樂中以「心」作為浪漫、愛情、力量與心碎的象徵。流行歌曲最常使用的字詞裡，「心」名列第十（除了「你」、「我」、定冠詞「the」這些常見字以外）；鄉村音樂裡，「心」名列第四；爵士樂裡，「心」則名列第六。[1]

第十六章　心之儀式

縱使有一百顆心，也不足以承載我對你全部的愛。

——無名氏

說到與心密切相關的傳統習俗，我想，再也沒有什麼比得上情人節了。羅馬天主教神父瓦倫丁（Valentine of Rome）不顧羅馬皇帝克勞狄烏斯二世（Claudius II）所頒布的禁令，非法為天主教徒證婚，後於二六九年二月十四日慘遭羅馬人處決，不幸殉難。五世紀時，教宗哲拉修烏斯（Pope Gelasius）為了紀念聖瓦倫丁，宣布二月十四日為聖瓦倫丁節，該日也漸漸變得與紀念浪漫的愛情有關，成了戀人的節日。

我們或可在傑佛瑞・喬叟的詩作《眾禽議事》（*The Parliament of Fowls*，一三八一年）中，看到人們首次提及「聖瓦倫丁節即是戀人的節日」這概念。

正是在這聖瓦倫丁節，
每隻飛禽都會前往尋覓伴侶，
我說啊，各種各類，無一例外，
然後聚集成這麼一大群，
覆蓋了大地、海洋、樹木，乃至每座湖泊，
比比皆是，以致我幾乎找不到站立之處，
放眼望去，盡是飛禽。

法國奧爾良公爵查理一世（Charles, Duke of Orleans）或許曾於一四一五年寄出了有史以來的第一張情人卡給他在雅馬邑（Armagnac）的妻子波內（Bonne）（年僅十六歲）。他在阿金庫爾戰役（Battle of Agincourt）後遭俘，一直被囚禁在倫敦塔內，「愛已使我厭倦，我溫柔的摯愛」這樣的字句，即是出於他的手筆。遺憾的是，查理一世被關押的時間超過了二十五年，波內未能等到他被釋放便撒手人寰。然而，送情人節的禮物或賀卡卻逐漸變得流行，情侶間都會交換手寫的文字及愛的信物。

到了十七世紀的英格蘭，唯有負擔得起舉辦相關儀式的人才會慶祝情人節。這一天，富裕人家的公子會進行抽籤，且預先在籤上寫好女子的姓名，一旦抽到了誰的芳名，就有義務向她贈禮。英國、法國及美國最早的情人卡都只是人們親手在紙上寫下幾行詩而已，但隨著時間演變，執筆者開始佐以圖畫、繪畫，畫中還經常出現象徵性的愛心圖案。接著，他們將這些卡片摺妥、以蠟封口，再放到意中人門前上的台階。

一八一八年的一張情人卡上寫著：

> 他歡欣期盼著在來年的情人節，自己的願望或許得以實現；在那海曼（Hymen，希臘的婚姻之神）的聖壇前，他將牽起那隻纖纖玉手，並獲得那顆他所深愛的心——這不是一種狂野、浪漫，熟識不久之後旋即消退的愛情，而是一種隨著經年累月，反而愈益濃烈的感情。（圖26）。

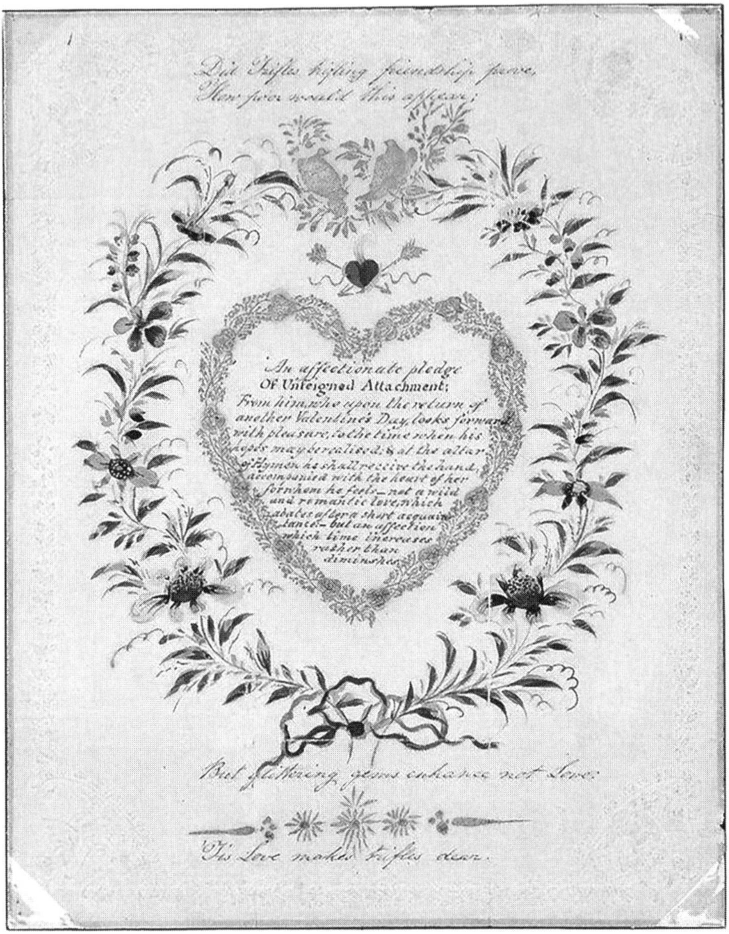
An affectionate pledge
Of Unfeigned Attachment;
From him, who upon the return of
another Valentine's Day, looks forward
with pleasure, to the time when his
hopes may be realized; & at the altar
of Hymen he shall receive the hand,
accompanied with the heart of her
for whom he feels—not a wild
and romantic love, which
abates after a short acquain-
tance;—but an affection
which time increases
rather than
diminishes.
But glittering gems enhance not Love.
'Tis Love makes trifles dear.

圖 26　一八一八年的情人卡。

圖片來源：Courtesy of Hansons Auctioneers.

十八世紀末，英格蘭出現販售用的情人卡，用印刷、鐫刻或木雕拓印而成，偶以手工著色，並結合愛心、花朵、丘比特等傳統上愛的象徵，以及簡單詩句，如：

玫瑰紅
紫羅蘭藍
我初次見你
心中便知

或：

玫瑰紅
紫羅蘭白
你是我的世界
我心的喜悦

到了一八四〇年間與工業革命之際，大量生產的情人卡廣泛取代了美國及英格蘭境內的手工情人卡。隨著英國於一八四〇年推行一便士郵資[27]（the penny post）以及美國於一八四七年首度發行郵票，普羅大眾逐漸負擔得起寄送情人卡。一八六一年，英國企業家理查德．卡伯里（Richard Cadbury）推出了第一個心形的盒裝巧克力。一九一三年，美國最大的賀卡品牌合瑪克（Hallmark）開始生產情人卡。二〇一九年，人們在情人節的消費總額達到了二〇七億美元——情人卡占了十億多——還送出了三千六百萬盒的心形巧克力。

■ ■ ■

考古學家曾在古埃及人四千八百年前的象形文（hieroglyphics）中，發現了新娘婚戒的證據。這些圈狀物係以莎草（sedge）、燈心草（rush）或蘆葦（reed）製成，象徵著永垂不朽。古羅馬哲學家馬克羅比烏斯（Macrobius）曾在其編撰的《農神節》（*Saturnalia*，約四〇〇年，羅馬文化慶典的百科全書）中寫道，他從埃及人的祭司獲知了「在第四根手指套入訂婚或結婚戒指」的習俗：「剛訂婚的人把戒指套入配偶的這根手指，是出於指上的這條神經，彷彿它就代表著心。」[1]

另有一說主張「心臟與左手的第四根手指相連」，則是埃及醫生在觀察「心內」痛的病人時，發現那種痛會先始於胸膛、蔓延到左臂，乃至第四及第五根手指而得出的結果，於是他們做出結論，認為心臟與第四根手指必定相連。古時這樣的觀察可是精確描述了心絞痛（angina）的典型症狀。當心肌缺氧，胸骨（sternum）後方會感到受壓、變重，這種感覺再逐漸擴至左肩，沿著尺神經（ulnar nerve）蔓延到左前臂，一路進入小指及無名指靠小指的半側邊。正因心臟位於左胸，人們起自心臟的疼痛因而擴散到左側的頸椎神經根（cervical nerve root），再經由這些神經根感受到遍及左上肢的疼痛。古時「心臟與無名指相連」的假設確實沒錯。婚戒之所以戴在左手的第

---

27 十九世紀時，英國境內郵局不普及、郵遞效率牛步，天價的郵資更讓人民視通信為畏途，書信往來多仰賴私人捎帶。後在郵政改革家羅蘭希爾（Sir Rowland Hill, KCB, FRS）不遺餘力的推動下，英國終於一八四〇年一月十日推行此一新郵資制度，即不論遠近途程，國內平信每重半盎司皆收費一便士，帶領英國郵政走出了黑暗時代，致使郵政事業蓬勃發展。

四根手指，乃因人們深信那根指頭有條神經或血管（靜脈）直通心臟。羅馬人稱之為「vena amoris」，亦即「愛情之脈」。

八六〇年左右，時值歐洲黑暗時代，天主教徒率先於結婚典禮上使用婚戒。在典禮進行的過程中，神父會拿著戒指依序碰觸新娘的大拇指、食指及中指，象徵「天主聖三」（the Holy Trinity），這才把戒指套入新娘的無名指，正式確認婚姻有效。

雖然新娘佩戴婚戒可以追溯到古埃及時期，但唯有等到二十世紀後期，新郎才開始跟進佩戴婚戒。由於二戰期間許多遠赴海外作戰的士兵都選擇戴著婚戒，提醒自己遠在家鄉的妻子與家人，藉以撫慰心靈，才促成了這樣的改變。

■ ■ ■

一七八二年，美國大陸軍（Continental Army）的喬治・華盛頓（George Washington）將軍向一小群士兵頒發了第一枚紫心勳章（Purple Heart），紀念他們為了脫離英國殖民，在美國獨立戰爭立下了「值得褒揚的功績」；其中的紫色代表著勇氣及英勇的行為。[2]但該獎項和儀式後來卻中斷了兩個世紀，直到道格拉斯・麥克阿瑟（Douglas MacArthur）將軍於一九三二年，也就是喬治・華盛頓的兩百歲冥誕，才又重新恢復。如今，美國以總統之名頒發了近兩百萬枚的紫心勳章給任何曾在從軍或服役期間受傷或陣亡的軍隊成員。約翰・甘迺迪（John F. Kennedy）乃是唯一獲此殊榮的美國總統，他在二戰時所指揮的巡邏艇慘遭日軍的驅逐艦撞成兩半，自己因而受了重傷，但縱使傷得很重，他仍指揮著搜救行動、把船員帶到岸上，甚至還摸黑游泳數小時，只為覓得食糧、取得救援。

第四部

心臟入門

Heart 101

第十七章　幫浦

我並不浪漫，但連我都不得不承認，心所存在的目的，不僅是泵送血液而已。

——瑪姬．史密斯（Maggie Smith），出自《唐頓莊園》（*Downton Abbey*）

親愛的心臟，請別事事插手。你的工作是泵送血液，如此而已。

——無名氏

想像一下，你需要一只每分鐘持續抽送一．五加侖（約五．五公升）液體的幫浦，因此，你要求這只幫浦每天約運送兩千加侖（近七千六百公升），還要它不眠不休地做著這份工作八十年，也就是每年輸送七十三萬加侖、八十幾年下來共輸送五千八百四十萬加侖的液體。這樣的量，你得用上一百五十萬個橡木桶才裝得完。換個角度來看，試想一下泵送這樣的流量，就等同轉開廚房的水龍頭、任自來水一路流著，至少流個五十五年的水量。

為了達到每分鐘一．五加侖的流量，你的幫浦每分鐘將得收縮七十至八十次（不到每秒就一次），每小時四千五百次，每天十萬八千次，每年三千九百四十萬次，而你若要這只幫浦持續工作八十幾年，則可高達三十多億次。不過，你竟也從沒想要對它進行調整、維修或檢查。這只幫浦壞不得——哪怕只是一時半刻；它必須完全讓你放心。對了，你還希望它別比拳頭大太多，重量也要低於一磅（圖27）。

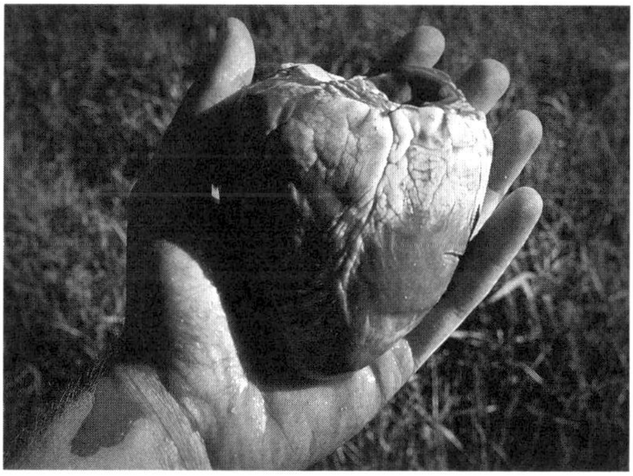

圖 27　手中的心臟。克里斯（Chris）攝，波茲南（Poznan），波蘭。

圖片來源：Wikimedia Commons / Public Domain.

為了效率，你需要這只幫浦全面經由一種管路構成的迴圈，在每分鐘循環一．五加侖的液體（這些液體約每一百二十天就會定期更新一遍），而且你那已接上幫浦的管路系統，將能讓這些液體流回幫浦。只不過，這系統相當複雜（圖28），你若頭尾連接所有的管線、整個攤開，那可是綿延六萬英里（約十萬公里）之遠，足以環遊世界兩次以上。光在一天之內，這些液體就會流經一萬兩千英里，大概是橫跨美國東西距離的四倍。

然而，即使這套管路系統的總長

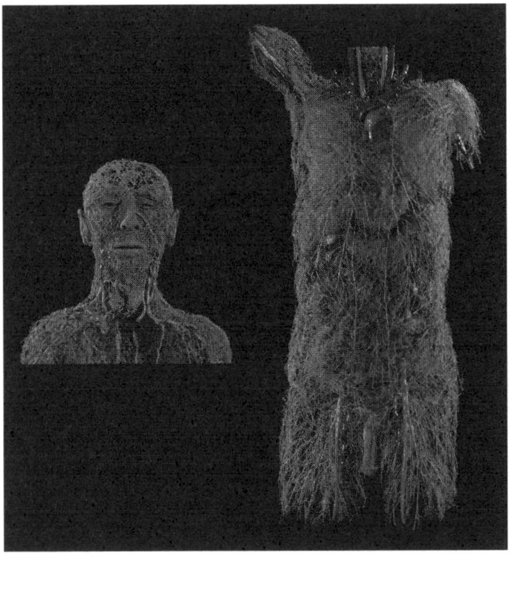

圖 28　人類頭部及軀幹的塑化血管。

圖片來源：©www.vonhagens-plastination.com/Gubener Plastinate GmbH, Germany.

如此驚人，你卻要這些液體在六十秒內，從距離幫浦最遠的地方再次循環、回到幫浦，也就是腳趾到心臟來回一趟的意思——沒錯，我現在筆下所寫的，顯然正是心臟與循環系統，其中還包括動脈、靜脈及微血管。神奇的心臟須得經由循環系統，在約莫一名短跑選手衝刺兩百公尺的時間內，把紅血球推送出去。

人在休息時，心肌甚至也像短跑選手比賽中的腿肌那樣，加倍努力地工作著。你若取來一顆網球，盡可能地握緊、擠壓，便是正在模擬心臟為了向外泵送血液，每跳動一次所付出的努力。訓練有素的運動員可讓個人的心輸出量（cardiac output，心臟每分鐘泵送的血量）增加七倍，從每分鐘五公升上升到三十五公升——等於每分鐘超過九加侖耶！左心室的收縮力會把血液推往人體內六萬英里的血管，而這樣的力道，就等同你拿著花園裡澆水用的軟管，朝空中噴出五英尺高的水柱那麼大。心臟在一天內產生的能量，足以讓一輛車整整開上二十英里（約三十二公里）。

在病人剖開的胸腔內親手握住心臟的經驗實在是難以言喻。基本上，它感覺像是強壯、厚實的肌肉。為了讓血液保持循環，你正在擠壓心臟（稱為「開心按摩」），結果，你突然感到心臟開始在你掌中、指間跳動；起初很慢，之後加快，力道也跟著增加。我初次體驗到這番奇蹟時，感到驚嘆莫名，就連受損的心，也在我手中搏動地如此猛烈。再者，你若從人體內摘除心臟——像是進行心臟移植——它最長還能持續跳動十五分鐘，直到氧氣與能量最終雙雙用罄。

這下子，我們可以想像古人是怎麼看待這個自發性搏動、代表著生命的器官了。他們推測，倘若心臟即是生命，那麼，它必定也是靈魂駐地。

第十八章　心臟的生理結構

就連洋薊也有心。

——艾蜜莉（Amelie），出自《艾蜜莉的異想世界》（*Le Fabuleux Destin D' Amelie Poulain*）

人人都有同理心，有些人除外。

——美國女演員貝蒂·戴維斯（Bette Davis）

藍鯨的心臟重達一千磅，每分鐘跳動八到十次，且每跳動一次，就能泵送出五十八加侖的血液（圖29）。成人女性的心臟約重半磅；成人男性的心臟約重三分之二

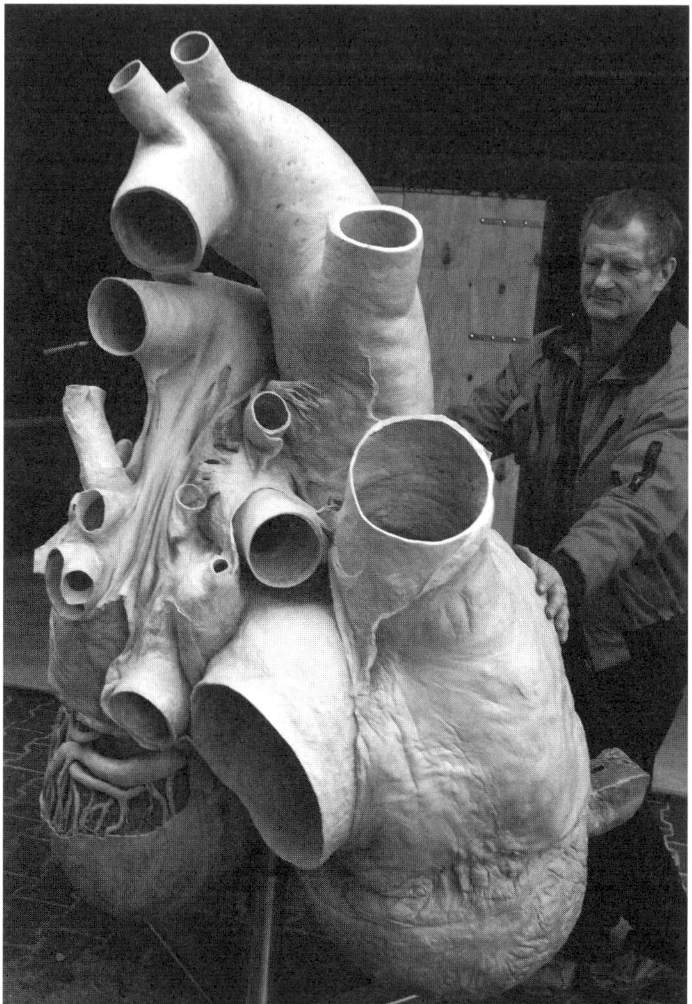

圖 29 藍鯨之心。

圖片來源：dpa picture alliance / Alamy Stock Photo.

磅；人類的心臟每跳動一次，可泵送出〇・〇二加侖（三分之一杯）的血液。小臭鼩（Etruscan shrew）係全世界最小的哺乳類，其心臟約重〇・〇〇〇〇五磅，每分鐘跳動一千五百一十一次。有趣的是，小臭鼩的壽命只有一年，藍鯨的壽命則可長達八十至一百一十年。學名為「Alpatus magnimius」的果蠅乃是地球上心臟最小的生物，其身長不到〇・〇一英寸，你得用顯微鏡才看得見它的心臟。章魚和烏賊各有三個心臟。盲鰻（hagfish）——有時稱作黏液鰻（slime eel）——有四個心臟。蚯蚓則有五個心臟。

人類在一顆五億兩千萬年前的化石中，發現了最早的心臟與血管。這顆節肢動物（arthropod）的化石——撫仙湖蟲（Fuxianhuia protensa）（我想應為史前時代的蝦類）——於中國西南方的鎮江化石遺址出土，可追溯至寒武紀時期（Cambrian era）。[1]其管狀心臟位於背部，有一對血管向外延伸，遍及體節（segment），最後再於腦部、雙眼及觸鬚，也就是最需要養分及氧氣的部位附近匯集。這樣的生理結構在五億年前就已發展得相當成功、完整，以致我們如今仍可在節肢動物中清楚看到。所謂的節肢動物，亦即有外骨骼（exoskeleton）、體節，以及連接體節的成對附肢

（appendage）之無脊椎動物（invertebrate），昆蟲、蛛形綱動物（arachnid）、多足綱節肢動物（myriapod）及甲殼類動物（crustacean）等皆屬此類，牠們同時也是當今生物中，最古老且數量最龐大的一門（phylum）。

魚類的心臟有兩個腔室。爬蟲類的心臟有三個腔室，即兩個心房、一個心室，但鱷魚及短吻鱷除外，牠們的心臟有四個腔室。蜘蛛的體內有條管子直通心臟，蟑螂的心臟則有十三個腔室。

鳥類及哺乳類——包括大部分的人類在內——的心臟有四個腔室：兩個心房及兩個心室。只有少數人的心臟天生有所缺陷，僅有三個腔室。心房（其原文「atrium」來自拉丁文，表「門廳」或「聚集地」）係指位於心臟上部、匯集來自肺臟和體內血液的腔室；心室（其原文「ventricle」來自拉丁文的「ventriculus」，表「胃部」）則位於心房之下，係由肌肉構成的腔室，負責把血液泵往肺臟及身體的其它部位。

帶有心臟的陰莖。

——美國古生物學家史蒂芬・傑・古爾德（Stephen Jay Gould）

不，這並非你所想的那樣。位居深海、相貌醜陋的鮟鱇魚（anglerfish）——魚身呈半透明、口部長滿尖牙，額前還吊掛著閱讀小燈，用以誘食獵物——有著極為獨特的交配儀式，稱之為「性寄生」（sexual parasitism）。[2]體型嬌小的雄魚會藉著把自己的循環系統融合到雌魚的循環系統，而緊緊地附著在雌魚身上。[3]其內臟、魚鰭、雙眼乃至全身幾乎都會退化，直到只剩下一顆兩個腔室的心臟，為陰莖提供血液。雄魚自雌魚的血液獲取養分，雌魚則是需要精液，就有精液。

■ ■ ■

人類的心臟其實有兩個幫浦，右心及左心各司其職。右心將體內流回的無氧血泵往肺臟，肺臟讓紅血球載滿氧氣後隨血液流入左心，左心再將富含氧氣的血液泵往身體的其它部位。心臟就這麼不斷地把含氧血泵往全身多達七十五兆個的人體細胞——眼角膜（cornea）除外，因其不含血管，無血液供給。

血液環行心臟的特定路線如下：目前氧氣耗盡、攜有二氧化碳的血液從全身上下經靜脈系統流回右心（圖30）。這些缺氧血先從人體內最大的靜脈——上腔靜脈及下腔靜脈（superior and inferior vena cavae）——流入右心房，經心臟吸抽而流經張開的三尖瓣（tricuspid valve）（瓣膜開闔是為了保持血液順流，而不倒流），到達右心室，右心室再將血液推經肺動脈瓣（pulmonic valve）、進入肺動脈（pulmonary artery），從而到達肺臟，其中有三億個布滿微血管的肺泡（air sac）。此時，血紅素（hemoglobin）——紅血球內的蛋白質——會在血液及氣體的交接處釋出二氧化碳、結合氧氣，含氧血遂再流出肺臟，行經肺靜脈（pulmonary vein），進入左心房。

緊接著，這些血液再經過心臟吸抽，流經二尖瓣（mitral valve，因形似主教的禮冠或僧帽，亦稱「僧帽瓣」）而進入左心室。當左心室擠壓（或收縮），會將含氧血推經主動脈瓣、進入主動脈（aorta，人體內最大的動脈，就跟花園裡的水管一樣粗）、動脈、微動脈（arteriole），最後流入六億個微血管——比人體毛髮小了十

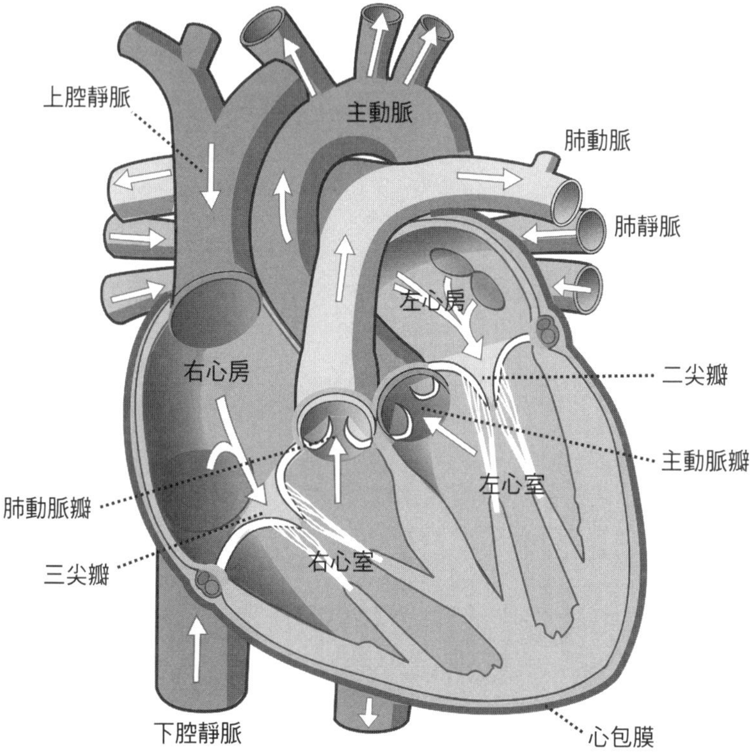

圖 30　人類心臟循環系統示意圖。

圖片來源：Wapcaplet / Wikimedia Commons / Public Domain.

倍，且寬度僅足以讓單一血球通過的血管——而送達全身上下。血液在釋出氧氣給器官和組織後，缺氧血又會經由微靜脈（venule）、靜脈、上腔及下腔靜脈一路流回心臟，進入右心房。每天這樣地重覆十萬八千次。

第十九章　心音

「『人是我殺的，』我放聲尖叫著，『我不想再隱瞞下去了，我承認我殺了那老頭。撬開這些木板，就是這裡的木板，老人該死的心跳聲就是從這裡發出來的！』」[28]以上正是美國驚悚小說作家埃德加．愛倫坡（**Edgar Allan Poe**）筆下短篇故事《告密之心》（*The Tell-Tale Heart*，一八四三年）的結局。

講述故事的人是個瘋子，他謀殺了一名老人並將其分屍。當這名謀殺犯坐在樓板（夾層藏有屍塊）上的椅子和警察說話，他聽到了老人的心臟開始跳動，起初「是一

---

[28]《愛倫坡驚悚小說全集【增修新版】》，簡伊婕、林捷逸譯，好讀出版，二〇一八年五月十一日。

連串短促、低沉又模糊，像極了手錶蓋住棉布後所發出來的聲音」，後來聲音卻越變越大，直到他忍無可忍，坦承犯行。這樣的心跳聲是否象徵著他的內疚？而他所聽到的，會不會其實是他自個兒的心跳聲？

愛倫坡在書中暗喻的心跳聲——「像極了手錶蓋住棉布後所發出來的聲音」——正是許多人將心跳擬聲化，以便用英文描述的聲音，如「怦怦」（thump-thump）或「路杜」（lub-DUP）。義大利文中，心跳聲是「突坦」（tu-tump）；波蘭文中，是「蹦蹦」（bum-bum）；挪威文中，是「咚咚」（dunk-dunk）；阿拉伯文中，是「噔噔」（tum-tum）或「拉特馬拉特馬」（ratama-ratama）；尼泊爾文中，是「嘟嘟」（dhuk-dhuk）；泰米爾文[29]（Tamil）中，是「拉噗搭噗」（lappu-tappu）；馬來文中，是「都答」（dup-dap）；印度文中，則是「噠噠」（dadak）（北印度語）或「哈噠」（hak-dhak）（烏爾都語）（Urdu）。

許多人認為，心音就是砰砰的心跳聲，其實，「路杜」是瓣膜瞬間閉合而產生的聲音。第一聲的「路」（lup）乃是二尖瓣及三尖瓣（房室間的瓣膜）同步閉合所發出的聲音；當心室收縮、背壓迫使瓣膜「啪」地合上，即會生成這樣的聲音。第二聲的

「杜」（DUP）則是主動脈瓣及肺動脈瓣（心室藉以泵出血液並輸往人體及肺臟的瓣膜）近乎同步閉合所發出的聲音。這兩種心音分別稱為「第一心音」（S1）與「第二心音」（S2）。

聽診器（我們稍後會再詳談）可將許多其它的心音傳至耳內，包括雜音（murmur）、舌鳴音（click）、開瓣音（snap）、叩擊音（knock）、摩擦音（rub）、奔馬音（gallop），以及撲動音（plop）。撲動音乃是腫瘤受到血液在瓣膜間來回流動，而發出咕咚的聲音所致，擁有撲動音不是好事，所幸這樣的案例並不多見。雜音則很普遍，可能是無害的（良性的），也可能是異常的（病態的）。心雜音係因血流紊亂而生——試想你正聽著潺潺的小溪、河中的湍流，或是遠方隆隆的雷聲吧。心臟瓣膜僵硬而沒完全張開（stenosis，瓣膜狹窄），抑或瓣膜無法正確閉合而使血液倒流（regurgitation，閉鎖不全），都是心雜音的典型成因。這些情況可能很

㉙通行於印度南部、斯里蘭卡東北部的語言。

輕微、沒到就診的地步，也可能很嚴重、必須開刀置換或修補瓣膜；倘未矯正，還有可能致命。

其它異常的心音也可能顯示瓣膜出現問題、腔室間存在孔洞、心包積液，或是心臟衰竭。這些心音可能源於先天異常——與生俱來的心臟缺陷，如膈膜缺損（septal defect，左心及右心之間破洞）——也可能因發展不全或後天所致。比方說，你若睡在中南美洲覆有茅草的屋頂下，一早醒來後，你或許會發現自己在夜裡遭到屋頂掉落的「接吻蟲」（kissing bug）噬咬。這種蟲帶有名為「克氏錐蟲」（Trypanosoma cruzi）的寄生蟲，人一旦受到感染，可能會導致急性心肌包膜炎（myopericarditis），或者傷及心肌和心包膜。人們可以利用聽診器進行檢查，從而聽出雜音、奔馬音及摩擦音等別的心音。

雖然古人沒有聽心音用的聽診器——人類直到十九世紀才發明聽診器——但他們的確會把耳朵貼在病患、動物、伴侶及孩童的胸前，藉以聆聽心跳的聲音；當他們聽到連續不斷、象徵生命的跳動聲，就知道這是來自心臟。他們早已經由狩獵、動物獻祭、為屍體防腐、支解人體以及活體解剖，得知這些聲音是來自心臟。隨著文明逐漸發展，心音啟發了思想家、神學家與哲學家去沉思人的存在，還有什麼造就了「我們」，從而想要知道人類的情緒、思想、意識與生命的中心位在何處。古代大部分的思想家都已做出結論，認為這個中心就在心臟，因為當我們感受到愛意、恨意，抑或心生善念、惡念，心跳便會加速，而且越跳越猛，但也有人抱持對立的觀點，認為人類的意識與靈魂不在心臟，因為一個人要是失去意識，這會是頭部——而非胸部——遭到重擊所致。早在古希臘時期，便有大腦派主張掌控人類思想和情緒的乃是大腦，而非心臟，且這樣的心腦爭霸戰仍持續至今，尚未停歇。

第二十章　血的顏色

血即生命。

——布拉姆．斯托克，《吸血鬼伯爵德古拉》

血債血償。

——莎士比亞，《馬克白》（*Macbeth*）

血既是生命之本，也是生殖力。居住在非洲肯亞南部至坦尚尼亞北部一帶的馬賽人（Maasai）會在嬰兒誕生或女兒結婚時喝下乳牛的血（也會給喝醉的長者飲用，以緩解宿醉）。對多數的古文明而言，血為身體的各個部位帶來「生命力」。

血也是受難與痛苦；基督教中，耶穌基督的血象徵著他為世人贖罪。血還是鬼怪的食糧。血更代表了家族——別忘了，血濃於水。

人類的血呈現紅色，只是深淺不同；而血之所以一直都是紅的，乃因紅血球含有帶鐵的蛋白質——血紅素。動脈中的含氧血是鮮紅或深紅，靜脈中的缺氧血則是暗紅或栗紅。血液約占人體重量的百分之八，等同於人體內有二十五兆個紅血球細胞，而每個紅血球細胞中都有兩億七千萬個血紅素分子；此外，每個血紅素又可容納四個氧氣分子，所以每個紅血球細胞中，氧氣分子可達十億多個。你若為中等體型的女性，血量約有九品脫（四・三公升）；若為中等體型的男性，血量約有十二品脫（五・七公升）。失血若達五分之一，即會引發低血容性休克（hemorrhagic shock）。

你的靜脈不是藍色的，由於缺氧血流經其中，它們應該是赤褐色才對。但它們看上去之所以呈現藍色，係因皮膚及皮下脂肪散射了紅光，而只讓藍光行經靜脈所致。由於藍色是光在靜脈中僅存的顏色，也是唯一反射回來的顏色，所以靜脈看起來才會是藍的。窒息的人發紺、轉「藍」，就是因為皮膚下的血液逐漸缺氧，基於光的散射現象，才讓人體看上去略呈藍色。

那麼，誰又是「藍血人」（blue bloods）呢？藍血人的英文「blue blood」係從西班牙文「sangre azul」直譯而來，這樣的稱號始於十七世紀最為古老，同時也最是自豪的卡斯提爾（Castile）世家。這些西班牙貴族自命不凡，聲稱從未與摩爾人[30]（Moors）、猶太人或其他人種通婚，而或許正因這些王公貴冑的膚色和平民百姓的膚色相比之下較為白皙（蒼白）、使得靜脈的藍色顯而易見，才有了這樣的說法。後來，這詞逐漸用以指稱全歐洲的貴族，藉著描述皮膚及靜脈的藍色外觀，暗喻貴族世家、名門望族。

皇室最夢寐以求的就是「不曬太陽」，因而不會「變黑」。呈現古銅的膚色象徵你是個粗工，白皙到近乎透明的膚色則成了皇室形象的一部分——一種美麗的象徵。另有一說主張，人若從餐具中慢性吸入過多的銀質——當時人們只會用銀製的高腳杯飲酒——就會引發銀沉著症（argyria，自希臘文表「銀」的「argyros」演變而來），導致膚色轉為灰藍。

正宗的藍血動物是有的，但你得是甲殼類、蜘蛛、蠍子、鋼盔魚（horseshoe crab）、烏賊、章魚或其它的軟體動物才行。牠們的呼吸色素[31]（respiratory pigment）為含銅的血青素（hemocyanin），而非含鐵的血紅素，所以血液呈現藍色。

血蛭、蠕蟲與澳洲新幾內亞（New Guinea）的蜥蜴都有著綠色的血。一般的無脊椎動物有著黃色的血，如海鞘（sea squirt），其它海洋中的無脊椎動物則有著紫色的血，如俗名不太文雅的「陰莖蟲」（penis worm）。最後，鱷冰魚（crocodile icefish）的血可是透明的呢。

對多數的古文明而言，血為身體的各個部位帶來生命力。在向神明獻祭的許多場合中，血幾乎就跟心臟一樣重要，無論是古維京人以碗採集獻祭的馬血後一把灑上祭壇和參與獻祭的人、馬雅人循例放完血再塗上眾神像，還是一如當今年輕的馬賽男子在成年禮上生飲公牛血，都可見一斑。

㉚ 來自北非的穆斯林，曾於七一一年至一四九二年間統治西班牙。
㉛ 參與呼吸作用的蛋白質，能使血液呈現某種顏色。

第二十一章　心臟的電氣系統

心痛襲來飛快如電，但人心要接受真相，卻緩若冰川。

——美國當代著名小說家暨散文家芭芭拉．金索沃（Barbara Kingsolver），《動物夢》（*Animal Dreams*）

心臟學家有兩種：水管工與電氣工。

——文森．費格雷多醫師

我在和心臟的電氣活動出了毛病的病人聊天時——不論是心律異常，還是心跳微弱——我都告訴他們，心臟學家有兩種，一種是水管工，另一種是電氣工。我呢，是心臟的水管工，而他們需要的，是心臟的電氣工。於是，我把他們轉介給我在心臟科的夥伴，他專治心律不整、可為病患置入心律調節器和心律去顫器，亦即我們所謂的電氣生理學家（electrophysiologist）。

義大利物理學家卡洛・馬泰烏奇（Carlo Matteucci）把青蛙的心臟及腿部肌肉相連，發現到青蛙的心臟每跳動一下，其腿部肌肉也就跟著抽動一次。他遂於一八四二年推測出每一次心跳都伴隨著一次電流。心臟有它自己的電氣系統！[1]

要是沒有電流傳遍心肌，心臟就不會跳動，也不會泵送血液。心臟內有作為小型節律器的特定細胞，它們會釋放電脈衝（electrical impulse），刺激其餘的心肌細胞（myocyte，即肌細胞）收縮，並把電脈衝傳至鄰近的肌細胞。肌細胞的同步收縮會促使整體心肌配合擠壓，而有效將血液擠入下個腔室、肺臟，乃至身體的其它部位。

至於心臟內的節律細胞，其電壓會隨著帶電離子（鈉、鈣及鉀）流入、流出細胞壁而產生變化，並間歇性地達到足以引發電脈衝的閾值（threshold，即電壓的臨界值）。一個正常人在休息時，這種情況大約每秒或每一・五秒發生一次。女性每分鐘的心跳（BPM，又稱「心率」）平均為七十八下，男性為七十下。人類新生兒的心率平均為一百三十下，大象為二十五下，金絲雀（canary）則為一千下。

人類心臟的電氣系統大約每分鐘循環七十五次，每小時四千五百次，每天十萬八千次，每年三千九百四十萬次，然後你若活到八十幾歲，則會超過三十億次。

很神奇的是，在我們一生中，心臟的電氣系統通常都順利運作，毫無閃失。二十世紀中葉以前，假若你自己心臟內的節律器癱瘓了，你也就跟著完了，如今人類卻得以倚仗置入火柴盒大小般的機械性節律器延長壽命（現在有些還小得跟維他命丸一樣）。目前人們置入節律器的平均年齡是七十五歲，因心臟內的天然節律器往往可以維持七十五年以上，但機械性節律器的電池大多只維持六到十年就要更換，所以，科學家現正在努力找出可移植的生物節律細胞，以作為替代方案。

第二十二章　何謂心電圖？

一八八七年，英國生理學家奧古斯特・德西雷・沃勒（Augustus Desiré Waller）針對其愛犬吉米心臟裡的電氣活動進行量測。他在講述心臟電氣系統的課堂上，將吉米的兩隻腿浸入鹽水槽，再把鹽水槽接上靜電計（electrometer）（圖31），藉之把心跳的圖案投射到固定於移動式火車模型的感光板上。結果，他得到了波狀的曲線，稱之為「電圖」（electrogram），也就是心臟的電報。這些內容縱然簡略，卻是心臟電氣系統的最早紀錄。[1]

心臟跳動，係因心肌細胞規律地收縮，而它們之所以收縮，乃是心臟內的其它細胞——節律細胞——向其傳送電脈衝所致。這樣的電流夠強，足以測量得到，訊號結果也可記錄在動態的紙上（或像現在顯示在電腦螢幕上），此即「心電圖」

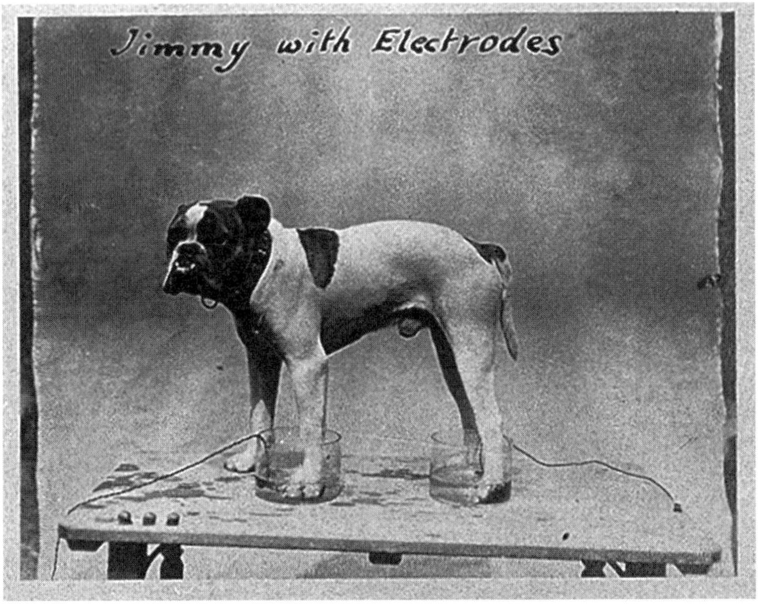

圖 31　狗狗吉米與接上的電極。

圖片來源：Wellcome Collection, Attribution 4.0 International（CC BY 4.0）.

（electrocardiogram），英文簡稱「ECG」。而多數人熟知的簡稱「EKG」，則是從德文「elektrokardiogramm」縮寫而來。「elektro」源於希臘文，表「琥珀」，人們認為琥珀如電一般，具有吸引的力量；「kardio」在希臘文表「心臟」；「gramm」在希臘文則有「繪圖」或「記寫」之意。

荷蘭醫生暨生理學家威廉・埃因托芬（Willem Einthoven）率先使用了「electrocardiogram」的說法。他在一九〇二年所發表的第一份「electrocardiogram」，就類似於我們現在所看到的心電圖。他因不想承襲沃勒對心電圖上「隆起處」（bump）所用的術語（A、B、C、D、E），便代以P、Q、R、S、T、U，且經人們沿用至今。他還設計了一套方法，藉著名為「弦線電流計」（string galvanometer）的裝置，精確地量測了心肌的電氣活動。這樣的心電圖機是由一系列極細且表層塗銀的玻璃長線組成，而且這樣的長線能夠傳導心臟產生的電。為了做出夠細的玻璃線，埃因托芬把熔融玻璃（molten glass）接上弓箭、射往實驗室的另一端，這才把玻璃延展成極細的線材；接著，他替線材的表面塗銀，作為導線，再置入強力磁場之中；當導線的另一端接上了浸泡著病人雙臂和左腿的鹽水桶

（為了加強傳導），磁力便會根據導線從心臟帶來的電流，使導線彎向不同角度、產生位置上的變化，而這樣的變化經投射在感光板上，即形成了高低起伏的尖銳曲線。埃因托芬最初的心電圖機重達六百磅，需要五人操作，還得持續用水冷卻，以防電磁鐵過熱。如今，醫生診間的心電圖機僅重數磅，就連你的智慧型手錶上有心電圖，也都顯得稀鬆平常。

一九〇五年，埃因托芬開始透過電話纜線，將心電圖從醫院傳至他在一．五公里以外的實驗室——可謂是最早的遠距醫療！一九二四年，他更因發明心電圖而獲頒諾貝爾生理學或醫學獎。英國劍橋科學儀器公司（Cambridge Scientific Instrument Company）在工程師霍勒斯．達爾文（Horace Darwin，英國生物學之父查爾斯．羅伯特．達爾文〔Charles Robert Darwin〕之么子）的帶領下，成了一九三〇年代生產商用心電圖機的數家廠商之一。

心臟的電氣系統旨在充分泵送血液。竇房結（sinoatrial node; sinus node）乃是心臟主要的節律點，其位於右心房上壁（圖32），有節奏地在每秒發送出一到一．一次的電脈衝。電脈衝會先行經左、右心房，促使心肌細胞收縮，讓心房將血液擠

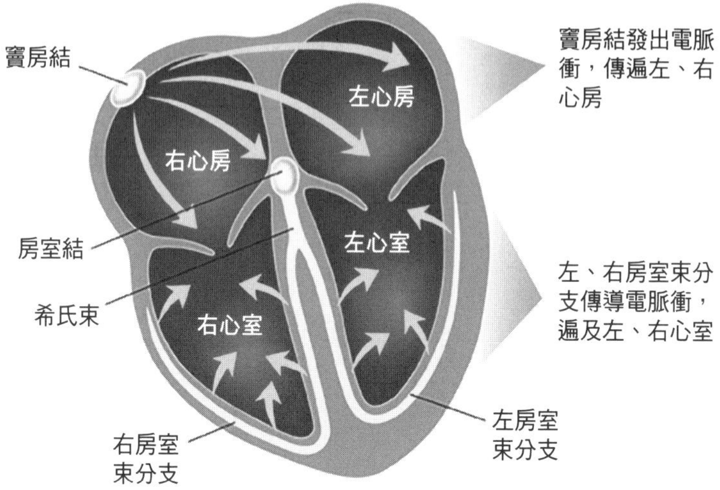

圖 32　心臟的電氣傳導系統。

圖片來源：© 2022 UpToDate, Inc.

入心室；然後，來自心房的電氣訊號會彙聚在另一個節律點，亦即介於心房與心室之間的房室結（atrioventricular node）。房室結會延後傳導電脈衝，直到心室滿血，才又向心室的心肌細胞發送電脈衝，這麼一來，心室方能將血液繼續擠往主動脈及脈動脈。

■ ■ ■

心臟若有電氣系統能記錄成心電圖，以維護其相關功能，那麼，外來的電氣刺激又能否還原已經停止跳動的心臟呢？一七七五年，丹麥物理學家尼可雷夫．阿比爾德加德（Nickolev Abildgaard）在一隻雞的頭部兩側放上電極，然後通電，結果這隻雞一命嗚呼。之後不論他再怎麼朝雞身放電，全都沒用，直到雞胸布滿電極，他一通電，雞才倏地站起，然後踉蹌地走了開，彷彿「起死回生」。這可是第一次的心臟除顫！

一七九二年，普魯士博學家亞歷山大．馮．洪博（Alexander von Humboldt）企圖救回一隻死雀，而在其鳥喙及直腸置入銀製電極，接著通電，結果這隻雀鳥張開了雙眼、拍了拍翅膀，才又在幾分鐘後死去。後來，他拿自己做起相同的實驗，只不過沒這麼順利。

一八八二年，德國醫生胡戈．馮．齊姆森（Hugo von Ziemssen）接觸到一名四十六歲女性患者，她因先前切除胸部腫瘤而使心臟暴露在外（僅隔著一層薄薄的皮膚）。齊姆森發現自己能藉著向她的心臟表面釋放電脈衝，從而改變她的心律。她本身雖感覺不到電擊，但確實感到心跳加快。

美國心臟學家艾伯特．海曼（Albert Hyman）辨識出心跳是基於電理現象，遂發展出一種技術，利用一根鍍金且帶電的細針插入病患前胸、直達右心房，對停止跳動的心臟施以電擊，順利地助推心臟恢復運作！海曼在一九三二年所發展出的裝置是由手搖式的馬達發電，稱之為「人工心律調節器」（artificial pacemaker），且該名稱沿用至今。

美國電子工程師威爾遜・格列巴齊（Wilson Greatbatch）原發展出一種方法針對電氣系統已經不再運作的心臟調節心律，因而在一九六〇年催生了植入式的心律調節器。不久之後，美籍波蘭裔醫生米歇爾・米盧斯基（Michel Mirowski）於一九八〇年開發並植入了史上第一個自動去顫器，不論在任何場所，皆可針對因致命性心律不整（如心室頻脈〔ventricular tachycardia〕）而命懸一線的人施加電擊。

我有位病人專門獵鹿，有次他深入林中數英里，結果心臟病發，去顫器對他施以電擊，把他給電倒在地。之後他醒了過來，還能起身走回停在數里之外的卡車，再驅車前往當地的醫院。植入的去顫器救了他一命，如今，他才能再繼續走入距離醫院或人群數里之外的森林中。

第二十三章　何謂血壓？

今早，醫生說我的血壓降得太低，低到可以開始讀報紙了。

——美國前總統隆納・雷根（Ronald Reagan）

一八九一年，猶太裔奧地利醫生山繆・西格弗里德・卡爾・里特・馮・巴什（Samuel Siegfried Karl Ritter von Basch）——以身為墨西哥皇帝馬克西米利安一世（Emperor Maximilian of Mexico）的御醫而廣為人知——發明了「sphygmomanometer」——沒錯，大家就是這麼稱呼血壓偵測計的。[1] 此字源於希臘文，其中「sphygmos」表「脈搏」，「manos」表「薄」或「少」，「metron」則表「量測」。

血壓乃是血液施加在全身上下動脈內壁的壓力。心臟一跳動，即生成壓力將血液推經動脈樹，以向體內的各個細胞（除了眼角膜）輸送含氧血。心臟鬆弛時，血液在動脈內生成的壓力稱為舒張（diastolic，希臘文表「分開」）壓；心臟泵血時，血液所施加的壓力稱為收縮（systolic，希臘文表「集中」）壓。每次心跳產生的壓力，足以讓血液朝空中噴湧三十英尺之高。

人體正常的血壓，是收縮壓低於一二〇毫米汞柱（mmHg），舒張壓低於八〇毫米汞柱，亦即一二〇／八〇。你養的狗，血壓應在一三〇／七十五左右；你養的貓，則在一三〇／八〇左右。老鼠的血壓落在一二〇／七〇；馬的血壓落在一一〇／七〇，然後大象的落在一八〇／一二〇。哺乳動物中正常血壓最高的則是長頸鹿，落在了二八〇／一八〇，因為牠們的心臟和大腦相隔了六英尺。

在美國，幾乎一半的成人（在全球，則是四分之一的成人）都有高血壓，[2] 也就是這些人的血壓值（收縮壓及舒張壓）始終高於健康的一二〇／八〇。高血壓還常被稱作「沉默的殺手」，因為只要一有症狀，便可能是致命的中風或心肌梗塞。高血壓的成因包括了基因（感謝老爸或老媽）、年齡、肥胖、抽菸、喝酒、飲食高鹽、缺乏活動、糖尿病以及腎臟病等。

血壓上升在動脈內壁（血管內膜）造成的衝擊力及摩擦力會隨著時間逐漸帶來損害，致使膽固醇悄悄深入受損的動脈壁，形成粥狀硬化的斑塊。你若長期都不治療高血壓，便可能誘發心肌梗塞、心臟衰竭、中風、腎臟衰竭、周邊動脈疾病（peripheral artery disease），以及性功能障礙。

古人則是老早辨識出高血壓會有什麼下場。古埃及、古中國及古印度的醫學文獻都描述過挾帶「硬脈（hard）及洪脈（bounding）」的病人，稱其命不久矣，並建議以「放血」或「血蛭吸血」等方法進行治療，降低血壓。

一個人若放任高血壓不管，一旦出了問題，就可能像美國前總統富蘭克林·德拉諾·羅斯福（Franklin Delano Roosevelt，俗稱「小羅斯福」）那樣。[3] 但凡高血壓會有的毛病，小羅斯福全都碰過，稱得上是高血壓的經典研究案例。依據當今的建議指標，小羅斯福在一九三三年初任總統時，就已經罹患輕微的高血壓，血壓大約落在一四〇／九〇。到了一九四四年，他的血壓超過了二〇〇／一二〇，人也開始出現心臟衰竭的症狀。他在克里米亞的雅爾達會議（Yalta conference）上，血壓更已高達二五〇／一五〇，大家光從收音機的致詞，就聽得見他呼哧呼哧的喘著氣、完全無法說完句子，呈現出嚴重的心臟衰竭。有些歷史學家認為，史達林利用了這位虛弱的總統，決定了東歐的命運。一九四五年四月，小羅斯福原本靜靜坐著讓人幫他繪製肖像，卻突然抱怨自己的頭從沒這麼痛過，緊接著就失去意識。他最後一次量測到的血壓是三五〇／一九五，之後人便死於顱內出血——血管在腦中破裂、引發出血。對小羅斯福而言，很遺憾地，有效且耐受良好的降血壓藥物一直等到一九五〇年代才問世。

■ ■ ■

高血壓為何也被稱作「原發性」高血壓？除了中風、心臟衰竭，它對什麼而言是「原發性的、必要性的」？上個世紀末，醫界認為動脈一旦開始出現粥狀硬化，血壓就有必要上升到可以注滿大腦、腎臟等重大器官的程度。誠如醫學界巨擘威廉·奧斯勒爵士[32]（Sir William Osler）在一九一二年所言：

額外的壓力是必要條件——這就和我們在任何主機外殼老舊、管路遍布雜草但卻偉大的灌溉系統中所會碰到的機械樣態一樣單純。4

如今，我們雖然知道情況未必如此（血壓上升，重大器官才能注滿血液），卻仍繼續沿用這項術語。

■ ■ ■

我在工作上一直很有興趣研究如何治療高血壓。我曾受訓成為「高血壓專家」，瞭解引發高血壓的機制以及如何進行更妥善的治療。我的病人在展開治療時，都異口同聲地說：「我覺得還不錯耶。」我的使命，就是幫助他們瞭解高血壓在心肌梗塞、心臟衰竭與中風之間扮演的角色。當做醫生的「解決了」他們的血壓問題，他們常覺得自己實在好轉太多，對此詫異不已。而我也明白，我已為他們延年益壽克盡一己之力。

降低血壓同時也讓心肌梗塞的風險減少百分之二十五，中風的風險減少百分之三十五，然後心臟衰竭的風險減少百分之五十。[5] 所以，正如美國心臟協會（American Heart Association）所強調的——沒錯，你可以「強調」㉝高血壓的重要性——清楚你的數值，並做出重要的改變吧！

㉜加拿大醫學家（一八四九年至一九一九年），又稱現代臨床醫學之父，視病猶親，強調醫者應著重醫療倫理、醫療與人道關懷以及醫病關係；其雖已逝世一世紀有餘，仍為醫界迄今不可多得之典範。

㉝英文中，「stress」為動詞時意即「強調」，若為名詞則表「壓力」；此處作者一語雙關，語帶詼諧，稱這裡非指「增加高血壓的壓力」，而指「強調高血壓的重要性」（add stress to high blood pressure）。

第二十四章　何謂心臟衰竭？

向感情的高峰攀登的時候，一個人的心倒可能中途休息，但從怨恨的險坡上望下時，便難得有逗留不前的情形了。[34]

——法國小說家奧諾雷．德．巴爾札克（Honoré de Balzac），《高老頭》（*Le Père Goriot*），一八三五年

母親的心是個深淵，在其最深處，你總會找到寬恕。

——奧諾雷．德．巴爾札克

奧諾雷．德．巴爾札克是十九世紀的法國小說家暨劇作家，其作品《人間喜

劇》(*La Comédie Humaine*)描述了法國在拿破侖・波拿巴(Napoléon Bonaparte)遭遇滑鐵盧慘敗後那幾年生活上的方方面面。[1]巴爾札克本身患有「鬱血性心臟衰竭」。由於心臟「失能」(failing),巴爾札克的體內積液,雙腿也變得嚴重水腫(edematous,因液體腫脹)。其友人維克多・雨果(Victor Hugo,著有《悲慘世界》〔*Les Misérables*〕及《鐘樓怪人》〔*Hunchback of Notre-Dame*〕)就曾寫道,巴爾札克的雙腿像「鹹豬油」一樣。巴爾札克的醫生曾試著用金屬管刺穿他腿上因積滿體液而顯得緊繃,且可能早已感染(蜂窩性組織炎〔cellulitis〕)的皮膚,以進行排水消腫,但壞疽(gangrene)隨即生成,巴爾札克遂在不久後死亡,享年五十一歲。

器官損害的成因(病因〔etiology〕)多不勝數,其中包括感染、化學刺激、外傷,或供血不足等等,而最後的結果都會導向器官衰竭:肝臟衰竭、腎臟衰竭,然後當問題大了,則會是多重器官衰竭。

34 《高老頭》,鍾斯譯,錦繡出版,一九九九年十二月,第二十一頁。

不論心臟是出於什麼原因無法順利泵送血液，即會引發心臟衰竭。最常見的原因就是動脈粥樣硬化的冠狀動脈疾病導致心肌梗塞，但也有其它成因，如酗酒、病毒感染、心瓣膜問題以及一些化學治療等，不勝枚舉。功能不彰的幫浦會因血壓降低，造成輸往體內細胞的血流減少。為了不斷地將含氧血送達細胞和組織，身體須得讓血壓上升，便會釋出賀爾蒙提高心率，並迫使腎臟保留水分，以增加血量（遂而達到理想的血壓）。這樣的方式雖然短暫奏效，但當液體積累到一定程度並滲入組織時，人體就會變得「鬱塞」（congested），才因而有了「鬱血性心臟衰竭」的說法。

最後，人體充塞著液體，尤其在雙腿（重力的結果）——一如巴爾札克的案例——腹部及肺部。有段時間裡，人們曾研發出藥物防止最後演變到這種地步，卻仍無法治癒（有時是有可能，有時已然太遲）、改善心臟一步步鬱積的過程。到了二十一世紀，我們已然擁有最新的治療方法，得以減少心臟衰竭的症狀並降低死亡率，而目前例行的做法就是植入心室輔助器（ventricular assist device, VAD）還有進行心臟移植。研究人員現正觀察能否將健康的細胞注入失能的心臟，藉以重建心肌；醫生科學家也正在研究異種器官移植（xenotransplantation）——沒錯，在人體植入其它動物的心臟——是否可行。

三千五百多年前，埃及法老圖特摩斯三世（Pharaoh Thutmose III，西元前一四二四年）在位期間有位名叫「奈比里」（Nebiri）的達官顯要，他可能是人類最早發現心臟衰竭的案例。[2] 一九〇四年，人們最初在埃及盧克索（Luxor）王后谷（Valley of Queens）一處已遭劫掠的墓穴中，發現了奈比里的頭部及其已放入卡諾卜罈（canopic jar）的諸多器官，顯示他去世時年約四十五歲至六十歲。人們在檢視他的肺臟後，觀察到他肺部的氣腔積液，顯見他生前曾罹患肺積水與心臟衰竭。

早在十四世紀，「dropsy」一字（源自古法文的「hydropsie」及古希臘文的「hydrops」或「hydro」，表「水」）便意指生命將盡，如今，我們則用以指稱鬱血性心臟衰竭。[3] 苦於此病的患者會全身浮腫、最終因肺臟積液而溺斃，或因腫脹的雙腿受到感染而喪命。當時，人們還未能理解失能的心臟何以成為鬱血性心臟衰竭主因。首先，醫生科學家必須瞭解心臟在循環血液並把血液輸往體內的各個部位時，扮演著怎樣的角色，而古埃及人、古中國人還有古印度人都已率先提出了這點。但若要進一步瞭解心臟會對掌控人體的水分帶來什麼影響，人們就得先弄清楚循環的概念才行。關於這點，一直到十七世紀，威廉·哈維才甘冒生命危險、違背天主教教義，提出實例說明心臟泵送血液，及其在循環中肩負的功能。

第二十五章　何謂「冠心病」？

你知道嗎，從前我教人心兒怦怦跳，如今自個兒得了冠心病。

——英國頑童合唱團歌手戴維．瓊斯（Davy Jones）

早在西元前六世紀，古阿育吠陀的醫學文獻《妙聞本集》描述此病為「hritshoola」，表「心棘」（heart thorn）——希臘人稱「胸中雷擊」（lightning in the chest），英國醫生威廉．赫伯登（William Heberden）於一七六八年首稱「心絞痛」（angina pectoris）——如今，大家則慣稱「冠心病」（having a coronary）。其英文中的「coronary」來自拉丁文的「coronarius」，表「戴冠的」（of a crown），因冠狀動脈正如國王或皇后頭頂上的王冠那樣，圍繞著心臟。

遠古的肺魚（lungfish）就已經具備為心肌提供含氧血的冠狀動脈了。冠狀動脈會替所有物種的心臟提供氧氣，一一向心肌細胞投以它們所需的養分。從鳥類到哺乳類，冠狀動脈的尺寸逐步增加，其動脈分支網（微動脈與微血管）亦同，而我們就像一億年前的肺魚那樣，至今仍保有兩條冠狀動脈。就演化而言，擴大這些動脈及分支要比增加這些動脈來得容易些。

主動脈自主動脈瓣（aortic valve）以下，即分為左、右冠狀動脈，這兩條冠狀動脈再分支成更小的動脈，為整個心肌帶來氧氣與養分（圖33），而其中任何一條只要因動脈粥狀硬化（膽固醇斑塊）導致血栓，其供應血氧的心肌部位便旋即壞死，這也正是「急性心肌梗塞」（acute myocardial infarction）為何偶爾也稱作「冠心病」。冠心病的患者不僅會經歷胸痛、呼吸短促，有時還會因為危險的心律不整——如心室纖維性顫動（ventricular fibrillation, vfib）——而猝死。心肌梗塞發作後的患者若得以倖存，冠狀動脈卻未能及時疏通，受影響的心肌部位將會被疤痕組織取代，永遠無法回復。如今不論男女，全球將有超過三分之一的人口死於心血管疾病，而且多為心肌梗塞。究竟為何有這麼多人罹患冠心病呢？

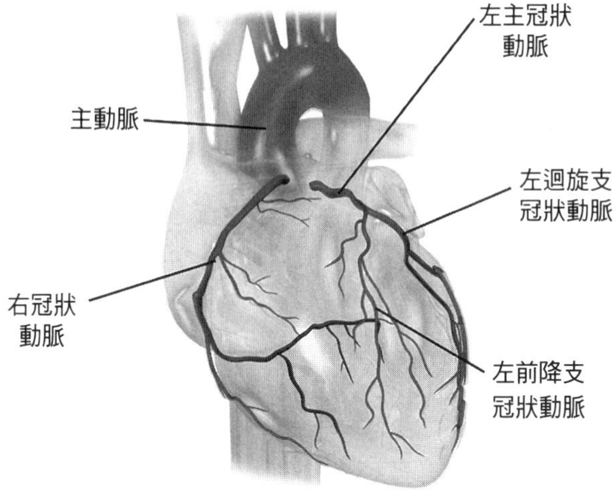

圖 33 冠狀動脈。

圖片來源：BruceBlaus / Wikimedia Commons / Public Domain.

人們在為死於一九五三年韓戰行動的年輕美軍驗屍時，意外發現他們的冠狀動脈中堆積了相當可觀的膽固醇斑塊——這些人平均也才二十二歲。[1]後來，人們更在越戰的傷亡人員（平均二十六歲）[2]和死於暴力的年輕受害者（平均二十歲）[3]中證實了同樣的情況——即便他們都還只是孩子！結果顯示，我們早在青少年時期，冠狀動脈的內壁就會開始形成脂肪紋（fatty streak），然後這些脂肪紋會隨著我們一路以來的飲食方式逐漸鈣化成膽固醇斑塊，在動脈壁內持續增長。一九一二年，美國醫生詹姆斯・赫里克（James B. Herrick）將這種情況稱為「動脈硬化」（hardening of the arteries）。[4]

這些膽固醇斑塊在動脈內壁形成一座座的火山，等著爆發。倘若斑塊鈣化、硬化的頂端破裂，內部的脂肪膽固醇滲入血液，即會誤觸人體內的凝血機制（coagulation system）——旨在保護人體，避免受傷之後血流不止——致使流經該處的血小板發動攻擊、迅速形成血塊，而正是這樣的血塊——冠狀動脈栓塞（coronary thrombosis）——誘發了心肌梗塞。

一八七八年，德國醫生亞當・哈默爾（Adam Hammer）懷疑他的病人之一因為冠狀動脈阻塞造成心跳停止，才首度發現冠心病。他在驗屍時，發現這名病人有條冠狀動脈遭到果凍狀的血塊栓塞，從而證實了這點。一九五五年，時任美國總統杜懷特・艾森豪（Dwight Eisenhower）打高爾夫球時冠心病發作，須得緊急住院。問題是當時他打算爭取隔年連任，所以他身邊的醫生及幕僚為了淡化事情的嚴重性，便對外宣稱總統只是有點「輕微的冠狀動脈栓塞」。艾森豪總統則是強調自己下車後要「走」進醫院，不得出任何差錯——據說進行地還算順利——後來遂順利連任。

到了一九六〇年代，人們首度使用「別得了冠心病」（don't have a coronary）的說法，意旨「冷靜下來」或「別搞到心肌梗塞」。

我的工作中最令人傷透腦筋，卻又讓人極度興奮的時刻之一，就是被叫到急診部處理急性心臟梗塞的時候。病人不但嚇壞了，連我也替他捏了一把冷汗。最近還有位病人問我：「我是不是得了冠心病？」我因而落筆寫下這一章。他並不知道，他還能跟我說話是多幸運的一件事，因為爆發心肌梗塞的人，有一半到院之前就已經死亡了。我的任務在於快速穩定病人，並盡快疏通那些栓塞的冠狀動脈——時間就是肌肉！[35]（time is muscle!）

---

[35] 對於急性心肌梗塞的病人而言，搶救心肌是極為重要的治療；越早打通血管，越可以減少心肌壞死，並降低心臟衰竭與心因性猝死的機率。

第二十六章　心臟病中的性別、人種與族裔

說到人類的基因，我們都出奇的相似——百分之九十九．九相似。但是否有某些人種或族裔比較容易，或比較不易罹患心臟病呢？比起女性，男性是不是較可能死於心肌梗塞？二〇一六年四月二十九日，義大利物理學家里卡多．薩巴蒂尼（Riccardo Sabatini）在一場ＴＥＤ的演說中指出，整個人類的基因碼可以寫成二十六萬兩千頁，等同於一百七十五本的磚頭書；在這些書中，約有五百頁是專屬個人、獨一無二的。若有外星生命體發現地球上的人類，他們很可能會把我們全都視為兄弟姊妹，甚至是雙胞胎——要是全人類也能這麼看待就好了。

人種與族裔屬於社會構念（social construct），生物或基因上的基礎相當薄弱，卻常用來指涉外貌一樣獨特，同時祖先不是來自歐洲、亞洲，就是非洲的人群（如有

怎樣的膚色就是生於哪裡）。基因這項要素會否提高某一特定人種或族裔罹患心臟病的風險和機率呢？試想看看以下的差異吧。在美國，相較於非西班牙裔白人（non-Hispanic white），非裔美國人較早罹患高血壓，死於中風或心臟病的機率也高出百分之三十。[1]美洲原住民（native American）大多死於心臟病，而且這些死亡人數中，有百分之三十六是發生在六十五歲以前。[2]相較於非西班牙裔白人，西班牙裔美國人和亞裔美國人罹患糖尿病的比例也普遍高出許多。

罹患心臟病的風險可能有一小部分來自基因，但對大多數後來才罹患心肌梗塞的人來說，環境與生活方式其實才是主要的決定因子。對於占全球絕大多數的人種與族裔而言，心臟病向來名列前幾大死因之一，只不過，人與人之間，是否存有潛在的基因差異，左右著我們罹患心臟病的風險呢？還是說，其它要素也會帶來影響？

心血管疾病乃是西方國家最常見（也最可防範）的死因。[3]亞洲、非洲及中南美洲的經濟發展現正帶來生活方式的轉變，且正把這些發展中的國家暴露在「心臟病死亡遽增」的環境下。心血管疾病每年的死亡人數共占全球總死亡人數的百分之三十二（過去十年來增加了百分之十七）。[4]肥胖、壓力及有害健康的生活方式等全新的危險因子也正導致全球有關心臟的問題逐漸增加（圖34）。撇開人種不談，有百分之八十的早發性中風及早發性心臟病都是可預防的，[5]所以最多只有百分之二十左右的心血管風險是來自基因。

在美國，黑人和白人潛在的壽命長短大概差了三分之一，可說是拜心血管疾病所賜。與白人不同的是，黑人天生帶有較易罹患高血壓的基因，或許正對這帶來了影響。有些研究人員認為，生活在赤道的非洲人演化出一種基因、對鹽分較為敏感，因而在體內保有較多的鈉，但這種情況會增加血量，轉而促使血壓上升。「對鹽分敏感」能使人體保留水分，這在炎熱、乾燥的氣候下很有幫助，只不過，這些早已定居美國的非裔後代顯然仍對鹽分敏感，而過早罹患高血壓，就可能導致早發性中風或早發性心臟病。

人們會很輕易的歸納出，美國有特定的少數人種與少數族裔在基因上有著「招致早發性心臟病且增加心臟病風險」的傾向，連帶行為模式也不外乎如此（節食、缺乏運動等）。但這樣的解釋並無法說明究竟是什麼促成了心血管疾病上的差異。在美國和全球，相較於白人，有許多少數人種與少數族裔不但在診斷、照護心血管疾病上遭

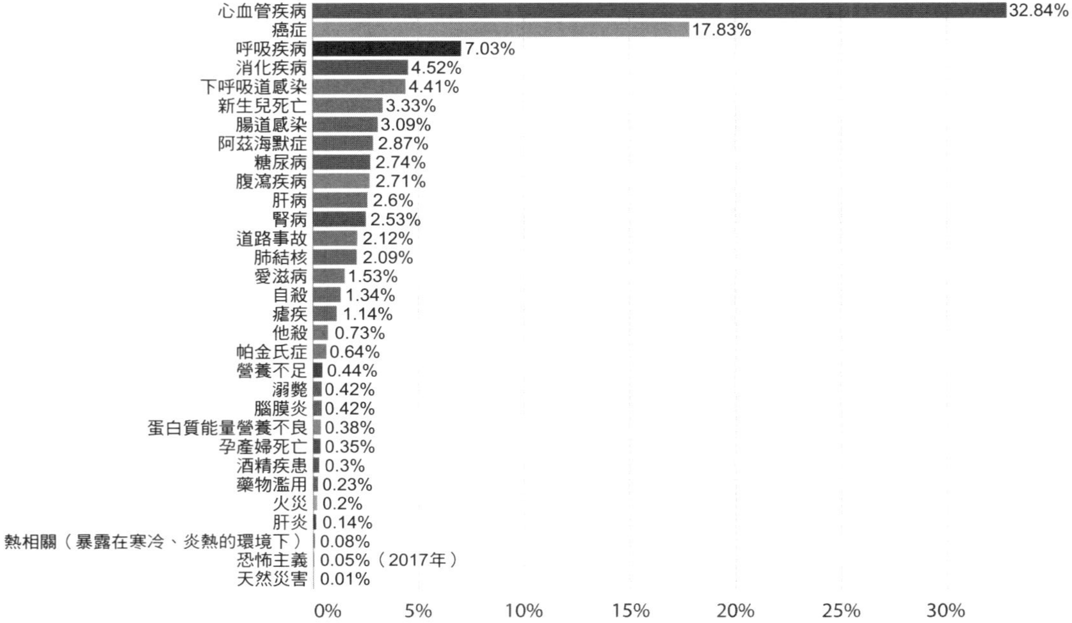

圖 34　二〇一九年全球前幾大死因排名。

圖片來源：Courtesy of Our World in Data.

逢較多阻礙，其所接受的醫療品質也較為低劣，遂而導致健康惡化。[6] 這些不平等和許多複雜的因素有關，如收入高低、教育程度、能否取得照護等等。語言上的差異及文化上的信仰和習慣，也可能影響他們能否取得有品質的照護，還有是否奉行健康的行為模式。

簡言之，對心臟的健康來說，你的郵遞區號比你的基因碼還要重要。街坊鄰里感覺起來有多麼安全，可能會影響一個人能否外出運動，還有能否攝取健康的飲食。低收入的住宅區可能會是食物荒漠，因為其中壓根兒就找不到健康、新鮮的食物——畢竟，不健康的速食比較便宜嘛。倘若有人面臨這樣的處境，醫生卻告訴他吃健康點、去散散步，這無疑是忽略了基本的環境條件及有關的壓力來源。再者，人們若覺得居家附近安全堪慮，這也可能為他們每天帶來壓力、促使壓力相關的賀爾蒙增加分泌，而我們相當清楚，這些都會提高心臟病事件的發生率。人們在評估、處理少數族群罹患心臟病的風險時，向來都沒考量到他們在日常生活所累積的精神壓力。

不論是人們罹患心臟病的比例、好發年齡，還是抽菸、肥胖、糖尿病等危險因子愈益普及，這居間的差異，多半都和社經地位、物質環境、從業身分、就醫途徑以及社會支援有關。在心血管的危險因子中，健康上的社會因子，幾乎要比健康上的其它因子占比都大，具有關鍵性的影響力。為了判定這樣的落差是否說明了人們在罹患心臟病上的諸多差異，我們就得先確保人人都能取得品質良好的健康照護——這可是追求健康平等的先決要件。推行具文化敏銳度（culturally sensitive）的預防性心臟照護計畫，還有改善食物來源及食物安全，對這些族群的健康都是不可或缺的。增加有色人種研習醫學的總數或許也能提升醫療機構間的文化知能（cultural competency）。此外，我們還得加強研究環境與基因上的差異可能如何導致健康上的不平等（並據以行動！）。所幸的是，美國心臟病學會（American College of Cardiology）及美國心臟協會已將這點——併同性別不平等——納入核心任務。[7]

■ ■ ■

在美國，男性向來都比女性更可能死於心臟病發作，但隨著國內人口逐漸老化，女性似乎有慢慢趕上的跡象。[8] 女性發展出心臟病，要比男性發展出心臟病慢了七到十年，[9]而人們普遍認為，這是雌激素（estrogen）在女性停經之前提供保護，使她們免於罹患心臟病，直到她們後來停經、雌激素含量偏低，心臟病致死率才逐漸增加（男性則恰好相反，雄激素含量偏高才是他們心臟病致死率最高的時候；所以，雄激素的副作用可能是造成這種性別差異的原因）。在美國，心臟病乃是女性的主要死因之一，且自一九八七年以來，每年死於心臟病的女性都比男性還多。[10]

心臟病發作時，男性往往會有胸部壓迫的典型症狀，女性則是常有非典型的症狀，如突然呼吸短促、嚴重消化不良、莫名感到疲累，抑或頸部、下顎或背部發生疼痛等等。這些常會拖延女性尋求治療，導致她們康復情況不佳。女性病患非但沒獲得和男性病患一樣的治療，還在醫院待得較久，倖存人數也較少。此外，女性第一次心臟病發的年紀普遍高於男性，所以死亡的機率也高出百分之五十。

縱使每年死於心臟病的女性是死於乳癌的十倍，研究卻仍顯示比起男性，醫生較不可能和女性討論心臟病的風險，她們因而較不可能獲得指引、採取預防性的照護——即便女性至少要具備「吸菸」與「糖尿病」這兩大心臟病的主要危險因子，才會導致她們心臟病發的風險高於男性。

■ ■ ■

近年來，有些人對自己的祖先感到好奇，便進行居家DNA檢測，分析其中決定個體將會承繼哪些人種與族裔特徵的微小變異。在不久的將來，醫生科學家將能分析個體獨一無二的DNA，瞭解其基因上的遺傳傾向，或是該個體可能較易罹患哪些特定的疾病。有了這些資訊，未來我們也才更能判定，基因與環境的要素究竟會對心臟病的風險帶來什麼程度的影響。

第二十七章　運動員的猝死

心臟病的問題，在於一有症狀就常常致命。

——美國奧運泳者「飛魚」麥可．費爾普斯（Michael Phelps）

大家還記得美國國家籃球協會（NBA）猶他爵士隊綽號「手槍」（pistol）的皮特．馬拉維奇（Pete Maravich）、羅耀拉馬利蒙特大學（Loyola Marymount University）的漢克．蓋瑟斯（Hank Gathers）、波士頓塞爾蒂克隊的瑞吉．路易斯（Reggie Lewis），以及馬拉松名將瑞安．謝伊（Ryan Shay）嗎？他們全都因為出乎意料的心臟病，而悲劇性地死於賽事當下。在美國，每年約有七十五名介於十三至二十五歲的男、女運動員猝死；[1]在全球，每年每五萬名運動員中，就有一名在運動時發生心因性猝死。[2]這些死亡不是發生在運動期間，就是發生在運動一結束後。

沒人料想得到這些運動員的心臟先天就有問題，而在運動期間突生顫動（引發心搏加快或心搏不足的致命心律），接著停止跳動。這些運動員一旦倒下，若未立即施以心肺復甦，幾分鐘內就會死亡。與運動員猝死有關的先天性心臟病包括肥厚性心肌症（hypertrophic cardiomyopathy，心肌非常肥厚）、冠狀動脈異常（冠狀動脈或其心肌中的分支異常剝離），以及致心律失常性右室心肌病（arrhythmogenic right ventricular dysplasia）與長QT症候群（long QT syndrome），最後兩者會引發致命性的心律不整。

針對年輕的運動員進行篩檢或有助於防止這些悲劇發生，因此，我很榮幸能與「賽門之心」（Simon’s Heart）合作。「賽門之心」乃是菲利絲·蘇曼及戴倫·蘇曼（Phyllis and Darren Sudman）夫婦在他們襁褓中的兒子因長QT症候群而早夭後所共同創辦的機構。該機構的團隊已經篩檢過數千名高中運動員的心臟，還教育推廣更多有關運動員猝死的知識，以及如何利用校園內的自動體外心臟電擊去顫器（automatic external defibrillator, AED）。其更致力於參與地方性及全國性的立法倡議，藉以提高人們對年輕運動員猝死的認知，同時拯救生命。

■ ■ ■

年輕運動員的猝死雖然罕見，但仍教人心碎。我們別忘了，對多數人而言，運動確實會促進心臟的健康。我總是告訴病人：「心臟既然是肌肉，就要讓它多運動。」規律的有氧運動會經由多重機制提升心血管的健康，像是降低血壓、改善膽固醇含量、妥善調節血糖、減輕體重、減少系統性的發炎以及促進心理健康等。運動也會強化心臟及體內動脈的功能，並積極地調節交感神經系統（sympathetic nervous system，即先前提過的心腦連結）。

那麼，運動的量呢？目前根據美國疾病管制暨預防中心（U.S. Centers for Disease Control）及美國心臟協會的建議，人們最好每周運動五天、每天三十分鐘，或每周至少進行一百五十分鐘「心跳加速」（heart-pumping）的運動。[3]快走、慢跑、游泳還有騎單車都屬於適度的有氧運動；網球、籃球、足球之類的運動也算。為了保護心臟，規律的運動就和你所能服用的藥物一樣有效，最多足以讓心臟病的風險降低一半。

第二十八章　「HEART」（心）這個字

希臘文的「kardia」及拉丁文的「cor」或「cord-」衍生出印歐語系（Indo-European）中的前綴字「kerd-」，變化成德文的前綴字「hertan-」，再轉變為古英文的「heorte」，最終成了「heart」這個字。在古英文中，「heorte」具有多重含意：胸膛、靈魂、精神、勇氣、記憶與智識（牢記「於心」）。

「cordial」由拉丁文的「cor」衍生而來，屬於一種強心藥物，「being cordial」則是一種概念，指由衷地表現出友善、窩心的感覺。「record」原表銘記在心，後來才逐漸指稱較為具體的訊息貯存方式。至於「courage」本指「率性直言」，許久之後才限縮字義，純粹表示勇敢。

長久以來，「heart」這個字承載的意義多不勝數，隨著人類的祖先認為心生成了各種情緒、賦予人們勇氣、保存記憶，同時作為靈魂駐地，所以這一點也不教人意外。

■ ■ ■

人們普遍認為「不相見，（心）倍思念」（absence makes the heart grow fonder）的說法源於西元前一世紀，因當時的古羅馬詩人賽克斯圖思・普羅佩提烏斯（Sextus Propertius）曾經寫道：「愛侶無法相見，情意愈發濃烈。」

「淌血之心」（bleeding heart）起初用以描述「某人對另一人的不幸深表同情」，而該說法在十四世紀經喬叟使用之後，便逐漸與「耶穌之心」及「耶穌代表貧病交迫之人表示悲慟」劃上等號。但到了二十世紀，「淌血之心」轉為貶義，意指「某人對另一人的不幸表現得太過同情，顯得裝模作樣」。美國政治專欄作家維斯布魯克・佩格勒（Westbrook Pegler）就曾在一九三八年首次採用這番措辭譏嘲羅斯福及杜魯門的主政當局。後來，美國參議員喬・麥卡錫（Joe McCarthy）藉這個說法攻擊可疑的共產主義分子，保守派的政治人物也以此抨擊他們自由開放、「惺惺作態」的同僚。到了二〇一五年，美國共和黨眾議員傑克・坎普（Jack Kemp）以《內心淌著鮮血而改變了美國的保守人士》（*The Bleeding-Heart Conservative Who Changed America*）為其自傳標題，才讓這說法變得大眾化，人人可用。「淌血之心」亦為植物荷包牡丹（Dicentra）的屬名，其花朵呈現垂墜的心形。

一五四五年，英格蘭聖公會的《公禱書》（*Book of Common Prayer*）最早收錄了「打從某人心底」（from the bottom of one's heart）的用法：「要打從心底饒恕他人所有的過犯。」這也可表「最誠摯的」，暗指內心最深處的感受。該用法或可追溯到古羅馬詩人維吉爾（Virgil）的史詩《伊尼亞斯逃亡記》（*Aeneid*，西元前二十九世紀至十九世紀）。對維吉爾而言，心乃是思想、感受之所在，而最深刻、最深層的感受也就位在心的最深處。我們從《伊尼亞斯逃亡記》中的詩句「伊尼亞斯[36]（Aeneas）真的打從心底發出長嘆」、「他嘴上雖這麼說，心中卻十分憂慮，但他只能壓抑內心深處的痛苦，佯裝自己滿懷希望」即可見一斑。

莎翁在其劇作《亨利六世》（*Henry VI*，一五九一年）中篇及《威尼斯商人》（*The Merchant of Venice*，一五九九年）裡首次使用「（內心）盡情地」（to your heart's content）這樣的措辭。他更在《奧賽羅》（*Othello*，一六〇四年）運用了「在衣袖戴上你的心」（to wear your heart on your sleeve）的說法。其原指古時騎士進行長槍比武時，會先由女性在其手臂繫上緞帶，以昭示他們為誰比武，就是把心獻給了誰，後來才延伸為「流露自己的情感」。

「溫暖某人心中的鳥蛤」（warm the cockles of one's heart）意指令人滿足、感到窩心，此說法可追溯至十七世紀中葉。當時，科學文獻常以拉丁文寫成，而拉丁文的「cochleae cordis」原指「心臟的心室」，後遂有人揣測「心室」（cochleae）一字遭

[36] 即故事中的主人翁，其在特洛伊陷落後輾轉逃至義大利，最終成為羅馬人的祖先。

到誤用、成了「鳥蛤」（cockles）。這居間或有訛誤，也可能只是玩笑，但該說法卻一直沿用至今。另有一說，則稱雙殼貝類的鳥蛤貌似心形。此外，我還想提供第三種論述供參：中世紀的歐洲有種治療胸痛的方法，就是食用溫乳煮過的鳥蛤；所以啦，鳥蛤變得溫熱，人也就跟著舒心、開心。

「我在心上畫個叉，不然拿針扎眼底」（cross my heart and hope to die, stick a needle in my eye）首見於十九世紀末。這段用來證明所言非假的誓詞，原是人們基於十字架所象徵的意義而在宗教上立下的詛咒。篤信天主教的孩子若要發誓自己所言屬實，都會先在心上畫個叉（象徵十字架），再抬頭仰望天空（上帝）。

■ ■ ■

「心臟病」（heart disease）這詞首見於一八三〇年；「心肌梗塞」（heart attack）首見於一八三六年；「心搏」（heart beat）則首見於一八五〇年。隨著時間的流轉，人們也相繼創造出其它和「心」有關的慣用語：「衷心的」（heartfelt）、「窩心的」

（heartwarming）、「心情沉重」（heavy heart）、「心弦」（heart string）、「心之所欲」（heart's desire）、「心痛」（heartache）、「（令人怦然心動的）萬人迷」（heartthrob）、「甜心」（sweetheart），以及「全心全意地」（heart and soul）。

其它以「心」為特色的用法也持續變得普及：「往心裡去（耿耿於懷）」（take it to heart）、「真心誠意地」（with all one's heart）、「正中紅心（切中要點）」（get to the heart of something）、「內心悲痛」（feel a hole in one's heart）、「回心轉意」（have a change of heart）、「羨慕吧」（eat your heart out）、「心地善良」（have a heart of gold）、「鐵石心腸」（have a heart of stone），以及「內心深處的感受」（feel in one's heart of hearts）。還有，咱們可別忘了近來人們是怎麼描述「終結所有餐點的那一餐」（meal to end all meals），也就是「心臟病餐盤」[37]（heart attack on a plate）。

---

[37] 意指攝取的食物皆為高飽和脂肪酸的不健康餐點，長期下來極可能誘發心肌梗塞。

第五部

近代的心臟

The Modern Heart

第二十九章　啟蒙運動與革命時代

腦有智慧，心亦有之。

——英國小說家查爾斯・狄更斯（Charles Dickens），一八五四年

到了十七世紀末，人們除了對心臟結構上的瞭解已經出奇地精確，另一方面也已廣泛接受哈維由肺循環和系統性循環所組成的雙向環行理論。文藝復興期間，科學改變了我們對心臟的看法。心臟其實既非情緒與智識之所在，也非靈魂的駐地，醫生與科學家逐漸瞭解到心臟只不過是機械性的幫浦，在人類的靈魂、情緒上毫無重要性可言。歐洲的啟蒙運動，還有人類瞭解心臟及循環系統如何運作、辨識出心臟相關疾病，以及如何加以診斷並治療等各方面的革命，從十七世紀中葉經十九世紀一路發展

下來，幾乎是和工業革命同時發生的。

一六六四年，英國醫生托馬斯・威利斯（Thomas Willis）進一步探索人體的結構，促使他將行為及生理上的功能劃歸於腦內的特定部位。[1]他的主張不但為神經學界打下基礎，同時也證實了大腦才是智能的中心。相較於其它器官，大腦的首要性變得根深蒂固，且在啟蒙時代（十七、十八世紀）及革命時代（十八、十九世紀），人們也逐漸認為心臟僅是機械化的幫浦罷了。

一六六一年，義大利科學家暨解剖學家馬爾切洛・馬爾比基（Marcello Malpighi）在絞盡腦汁之後，終於證實了人體內存在著連結動脈樹與靜脈樹的微血管。[2]這位義籍科學家生於一六二八年，這一年也正是哈維發表他歷史性的著作、專論心臟泵血及血液循環的那一年。馬爾比基曾透過一種名為「顯微鏡」的最新裝置詳細檢視青蛙肺部裡的動靜脈，觀察到微血管連結了最小的動脈（微動脈）及最小的靜脈（微靜脈）。微血管遍布全身，且其管壁只有一層細胞的厚度；人體內任何細胞距離微血管都不超過二十微米（約為毛髮直徑的三分之一）。

英國醫生理查・羅爾（Richard Lower）是瞭解「血液係經肺循環才變成含氧」

的第一人，他曾在一六六九年以一支鵝毛筆連接起兩隻狗的動脈，進行了人類有史以來第一次的輸血活動。後來，他還在一頭「溫馴的」小羊和一位名叫「亞瑟・科伽」（Arthur Coga）且心理不太穩定的男性之間嘗試這樣的輸血方式。[3]後者雖在輸血之後存活下來、獲得二十先令的報酬並用以買酒犒賞自己，但其原先的心理疾病卻不見改善。此後，輸血的相關研究又停滯了一百年，毫無進展。

一七〇六年，法國解剖學教授雷蒙・維尤斯（Raymond Vieussens）發表了《心臟的新發現》（*Nouvelles Découvertes sur le Coeur*），鉅細靡遺地呈現出心臟血管的生理結構——冠狀動脈及靜脈。[4]他也在一七一五年的《專論心臟結構及心臟自然運動之成因》（*Traité Nouveau de la Structure et des Causes du Mouvement Naturel du Coeur*）中詳細描述了心包膜——包住心臟的膜囊——及心肌纖維的走向（蓋倫早在一千五百年前就觀察到心肌纖維有三種方向）。維尤斯更描述了病人在患有二尖瓣狹窄（mitral valve stenosis，心臟瓣膜狹窄）及主動脈瓣逆流（aortic valve regurgitation，瓣膜閉鎖不全）之下最初的臨床表現，以及死後的驗屍結果。

心臟及循環系統如今雖已落入醫生與科學家的研究範疇，人們卻依舊認為心臟病極為罕見。法國哲學家丹尼斯・狄德羅（Denis Diderot）與法國數學家尚・勒朗・達朗貝爾（Jean Le Rond d'Alembert）在兩人合力編寫的《百科全書》（*Encyclopédie*，一七五一年）中寫道：「一般來說，心臟病很少見。」自老蒲林尼於一世紀記載「心臟是唯一不會受到疾病殃及，也不會延長生命苦難的內臟」以來，這個觀念並沒太大的改變，一直到革命時代才有所變化。十九世紀，醫生逐漸辨識出胸痛不但與心臟有關，還會導致性命垂危。隨著人類越來越長壽，心痛的症狀也變得越來越頻繁。說到壽命，美國在一八〇〇年以前的平均壽命不到三十歲，到了一九一七年提高到五十四歲，時至二〇一九年則延後到七十九歲。[5]

縱使人們後來醒悟到心臟可能會是另一個患病的器官，我們依舊在文學、音樂及日常生活中持續以心作為愛的象徵。十八世紀所出現的第一批情人卡上，就可以看到愛心。

■ ■ ■

一七三三年，英國牧師暨科學家史蒂芬・海爾斯（Stephen Hales）在數種動物的動脈放入細薄的黃銅管及玻璃管、測量血柱上升到哪個高度，藉以量測血壓。他在《靜力隨筆：涵蓋血液靜力學，或針對動物血液及血管進行若干液壓與液體靜力實驗之說明》（*Statical Essays: Containing Haemastaticks, or an Account of Some Hydraulick and Hydrostatical Experiments Made on the Blood and Blood Vessels of Animals*）一書中，描述了他第一次的血壓量測：

> 我活活地綁起一匹母馬，馬背朝下；牠高約五十六英寸，年約十四歲，兩肩骨間的隆起生有瘻管（fistula），不很精實，也不很健壯。我張開了馬的左腿，讓腿動脈約距腹部三英寸，並於其中置入了一根口徑為六分之一英寸的黃銅管，再藉助另一根經調整後可和原先那根完全密合的黃銅管，固定住一條幾乎相同口徑、長達九英尺的玻璃管；之後，我鬆開了動脈上的止血帶，血液遂在與左心室呈現直角之下，於玻璃管內垂直上升了八英尺三英寸——但不是馬上達到這樣的高度；……當血液達到最高，它還會在脈搏跳動當下和跳動之後上下起伏個兩三英寸，或者四英寸。

此後再經過一百六十三年，人類才又得以精確、規律的量測血壓。

■ ■ ■

聆聽心音至少可回溯到遙遠的古埃及時期。希波克拉底曾經描述，將耳朵貼在病人的胸前可聽辨出心肺的聲音（直接聽診）。[6]他記述有次在某個垂死的病人身上聽見了「像是醋在沸騰」的聲音，這也正是我們目前所知罹患急性鬱血性心臟衰竭所會有的典型症狀。一千多年後，哈維也在進行直接聽診之下，描述心音像「水風箱取水時所發出的啪嗒聲」。把耳朵貼在病人胸前的聽診方式一直持續到法國醫生何內・希歐斐列・海辛特・雷奈克（René Théophile Hyacinthe Laennec，一七八一年至一八二六年）於一八一六年發明了聽診器為止。[7]當時雷奈克看見一群孩子在巴黎羅浮宮的花園裡玩著木頭，他們把一邊的耳朵貼在木頭的一端，同時用大頭針磨刮著木頭的另一端，結果木頭不但順利傳遞，甚至還放大了磨刮聲。雷奈克畢生都是個長笛家，耳朵有如音樂家般敏銳，於是他受到了啟發，在其專著《間接聽診法》（*De l'Auscultation Médiate*，一八一九年）中寫道：

> 一八一六年，有位年輕女士頂著普遍心臟病會有的症狀吃力地工作著，不堪其擾之後，她前來找我問診。由於她實在過於肥胖，傳統上的觸診及叩診（percussion）都派不上用場。受制於病人的年齡與性別，我方才提及的另一種方法【直接聽診】也不可行，於是我碰巧回想到聲學中一項簡單又眾所皆知的原理……我們可以如此清楚地在木頭的一端聽到另一端刮著大頭針的聲音。我靈機一動，馬上拿起一張紙捲成筒狀，用這頭抵著我的耳朵、那頭抵著她的心窩，結果不出所料，我很開心地發現，我居然馬上就能用耳朵更清楚、明確地聽出心臟的運作。

■ ■ ■

十八、十九世紀的醫生與科學家開始發展出一些方法治療某些種類的心臟病，如「水臌」（dropsy，因體內積液造成軟性組織腫脹——特別是雙腿；現因「鬱血性心臟衰竭」稱作「水腫」）。英國醫生暨植物學家威廉・威瑟靈（William Withering）就曾評估過水臌的民俗療法。該療法由二十多種草藥組成，且他判定其中的有效成分正是毛地黃（foxglove）。他利用自己的病人測試毛地黃，結果發現這帖藥方有助於降低水臌引發的腫脹。其著作《論毛地黃及其若干醫療用途》（*An Account of the Foxglove and Some of Its Medical Uses*，一七八五年）首次系統性地記載了人類可以如何善用植物進行治療——就本案例來說，是治療心臟衰竭。

■ ■ ■

十九世紀初，醫生逐漸瞭解到心臟很容易出毛病，而健康檢查可能有助於診斷出患病的心臟。醫生科學家在掀開了心臟神祕的面紗後，便開始陸續為心臟相關的疾病命名，如「心絞痛」（心痛或胸痛）、「心內膜炎」（endocarditis，心臟或其瓣膜感染）、「心包膜炎」（pericarditis，心臟膜囊發炎），以及「心肌梗塞」（myocardial infarction，心臟病發作）。「動脈粥狀硬化」（arteriosclerosis，源於希臘文，其中

「arteria」表「動脈」、「sklerosis」表「硬化」）的說法則首見於一八三三年，當時法國病理學家吉恩・洛布斯坦（Jean Lobstein）用以描述已鈣化的脂肪沉積物長久以來聚積在動脈血管內壁，致其收縮、硬化的狀況。

一七六八年，英國醫生威廉・赫伯登於英國倫敦皇家醫學院（Royal College of Physicians）發表了一篇論文，描述一名病人在體能鍛鍊時感到胸口受到重壓、壓迫，[8]而這樣的疼痛可在休息之後獲得舒緩。他結合了希臘文的「ankhone」（表「勒絞」）與拉丁文的「pectus」（表「胸膛」），稱這種狀況為「angina pectoris」（心絞痛）。值得注意的是，赫伯登起初診斷錯誤，以為心絞痛的起因是胃潰瘍，而不是心臟，但他的確觀察到情況倘若惡化，病人可能會驟失意識，然後死亡，這點則是正確的。

直到四十年後，蘇格蘭醫生湯瑪士・勞德・布蘭頓爵士（Sir Thomas Lauder Brunton）才提出硝酸戊酯（amyl nitrate）作為心絞痛的療方。硝酸戊酯亦可作為氰化物中毒的急救用藥與柴油中的添加物，以加速燃料點火。其舒緩胸痛的效果奇佳，但對於伴隨心絞痛而來的劇烈頭痛就派不上用場了。後來，布蘭頓爵士也嘗試過和硝酸戊酯有關的化合物——硝化甘油（nitroglycerin）——繼而發現它在舒緩胸痛上的效果更好。而且，沒錯，它也正是炸藥中的有效成分。

丹尼爾・哈爾・威廉斯（Daniel Hale Williams）是一位兼具蘇格蘭、愛爾蘭、印第安夏安尼族（Shawnee）血統的非裔美籍醫生。一八九一年，他在美國伊利諾州的庫克郡（Cook County）創辦了「勤儉醫院」（Provident Hospital），使其成為全美第一間融合各類人種的醫療院所，讓黑人醫生及護士也能得到醫學訓練的機會。此外，這所醫院更為非裔美國人提供了另一項選擇，他們不再只能前往過度擁擠的慈善醫院進行治療，因而受到了美國黑人政治家弗雷德里克・道格拉斯（Frederick Douglass）的支持。一八九三年，有名男子因鬥毆而遭刺傷胸口，威廉斯在為他切開傷口時，不但能檢視心臟，還能用羊腸線（catgut thread）縫合心包膜（包覆心臟的膜囊），象徵著心臟外科手術的誕生。[9] 兩年前，另一名美國外科醫生亨利・道爾頓（Henry C. Dalton）也在阿拉巴馬州針對一名遭刺的傷者進行過類似的手術，但他一直到威廉斯發表專文之後，才跟著發表相關內容。雖然這些都不是針對心肌本身，而只是針對心臟周圍的心包所進行的手術，但卻在在開啟了心臟手術的新紀元。

三年後，也就是一八九六年，當德國法蘭克福的醫生路德維希・雷恩（Ludwig Rehn）將其手指伸入了年僅二十二歲、在公園步行時遭歹徒刺傷心臟的花匠之心肌，這才是人類首次真正對心臟本身施行手術。

「指壓控制著出血，但我的手指卻一直從快速跳動的心臟上滑開。心臟的收縮完全不受到碰觸的影響。」他成功地用羊腸線縫合了心臟內的破洞。「第一針遏阻了血流；第二針則是順著心臟第一下收縮而順利縫合。看著心臟在舒張時暫停【跳動】，同時承受著縫線來來回回，著實令人不安。第三針後，心臟完全止血了；它先是費力跳動了一下，便重新恢復強而有力的收縮，與此同時，大夥兒也才鬆了口氣。」[10]

這位病患歷經了史上第一次的心肌縫合術（cardiorrhaphy）並存活下來，心臟外科於是正式誕生。

■ ■ ■

法國大革命期間（一七八九年至一七九九年），法蘭西國王路易十四（King Louis XIV）防腐後的心臟遭竊，最後輾轉落入英格蘭牛津郡（Oxfordshire）納尼漢姆森林宅邸（Nuneham House）的哈考特男爵（Lord Harcourt）手中。一八四八年，他在一場晚宴上出示了這顆核桃大小的心臟供賓客傳閱，眾人無不嘖嘖稱奇。

英格蘭博學多聞的西敏寺主任牧師（Dean of Westminster）威廉．巴克蘭（William Buckland）因專精神學、地質學和古生物學而名聞遐邇——說巧不巧，他正好是那場晚宴的賓客之一。巴克蘭曾率先使用變成化石的糞便重新建構生態系統，並首創「糞化石」（coprolites，即變成化石的屎便）的說法。他最廣為人知的，在於他會穿著學士服進行地質研究，還會偶爾騎上馬背、以戲劇性的方式授業講課。

威廉．巴克蘭家中充滿了各式各樣的標本，不論是動物、礦物，還是活的、死的，應有盡有。身為知名的動物營養學家，他還給自己設立要嘗遍世上所有動物的終極目標。此外，人們也都知道他會為家中的訪客獻上珍稀佳餚，如黑豹、鱷魚及老鼠。因此，當路易十四的心臟傳到了赴宴的威廉．巴克蘭手上，他驚呼道：「我吃過了那麼多稀奇古怪的東西，就是還沒吃過國王的心臟。」結果眾人還沒來得及制止他，他就已把那顆心臟塞進嘴裡、一口吃掉。[11]

■ ■ ■

趁我們還沒分手的時光，
還我的心來，雅典的女郎！
不必了，心既已離開我胸口，
你就留著吧，把別的也拿走！
我臨行立下了誓言，請聽：
我愛你呵，你是我生命！[38]

——英國浪漫主義文學泰斗拜倫勳爵（Lord Byron），一八一〇年

拜倫勳爵的摯友沛爾希・畢西・雪萊（Percy Bysshe Shelley，後稱「雪萊」，著有《奧西曼底亞斯》〔*Ozymandias*〕及《西風頌》〔*Ode to the West Wind*〕等詩）溺死

時才二十九歲。一八二二年，雪萊搭乘名為「唐璜」（Don Juan，以拜倫之詩命名）的船隻出海，受困於暴風雨中，生死未卜。十天後，人們尋獲了一具遺體，從其口袋中約翰・濟慈[39]（John Keats）的詩集辨識出他就是罹難的雪萊。雪萊的遺體在海邊火化時，體內的心臟「焚而不化」（有一說，稱雪萊的心包膜因早先受到結核菌入侵而已鈣化），其友人愛德華・崔洛尼（Edward Trelawny）遂從火化堆中取出心臟，交予遺孀瑪麗・雪萊（Mary Shelley，英國科幻小說《科學怪人》〔*Frankenstein*〕之作者）。瑪麗於是用絲製的裹屍布包覆起這顆心臟，並隨身攜帶，直到逝世。[12] 她去世之後，人們更發現她把先夫的心臟裹在了他生前走筆寫下《天主》（*Adonais*，雪萊為悼念濟慈所寫的輓歌）的紙張裡。這顆心一直長伴雪萊家族，直到一八八九年才和他倆的獨生子沛爾希・佛羅倫斯・雪萊（Percy Florence Shelley）一同入土為安。

---

38 《拜倫抒情詩選》，楊德豫編譯，書林出版，二〇一〇年十月，第四十五頁。另本詩末行原文為希臘文「Ζωή μου, σᾶς ἀγαπῶ」。

39 拜倫、雪萊、濟慈三人同為英國浪漫主義文學之代表人物。

沛爾希・畢西・雪萊的墓誌銘上刻著拉丁文的「Cor Cordium」，亦即「眾心之心」（Heart of Hearts）。

第三十章　二十世紀與心臟病

人生中，偶爾會有些滿足的時刻難以言喻，亦難以訴諸筆墨，而唯有聽不見的心語，才能明確表達其中的意義。

——美國民權鬥士馬丁・路德・金恩（Martin Luther King Jr.）

最聰明的腦袋再如何謹慎，也常抵擋不了最高尚的心靈施以溫柔的攻勢。

——英國小說家暨劇作家亨利・菲爾丁（Henry Fielding）

邁入了二十世紀，我們仍繼續選用「心」來隱喻我們情緒上與精神上的生活，但如今科學與醫學已經把人類的思想、激情和理性牢牢地定位在腦中。查爾斯・達爾文雖於一八七一年稱大腦是「最重要的器官」，但我們依然可以暗喻自己「有顆破碎的心」，也仍「在衣袖戴上我們的心」（流露自己的情感），且當面臨人生的重大抉擇時，我們亦追隨自己的心。只不過，一顆心（臟）若能從某甲移植到某乙身上，靈魂也許就不可能位於心臟了。我們對於人體、大腦與心臟所逐步形成的了解，似乎恆久改變了我們對心臟的看法；它實際上只是幫浦——很重要的幫浦——而非人們情緒、良知、智力與記憶之所在。

一九〇〇年，肺炎位居全美死因的第一位；肺結核、腹瀉緊接在後，心臟病位居第四。但到了一九〇九年，乃至今日，心臟病躍居成了全美死因的第一位（一九一八年至一九二〇年間除外，因為當時全美爆發西班牙流感〔Spanish Flu〕）[1]。醫療方法（如抗生素）、衛生設施及公共衛生的提升，使得傳染病的死亡人數下降，同時，人們的平均壽命提高，諸如癌症、心臟病等慢性病遂成了最致命的殺手。此外，全美吸菸率上升（從一九〇〇年的百分之五以下，上升到一九六五年的百分之四十二），加上人們攝取越來越多的加工食品、飽和脂肪，並多以汽車代步、減少運動，更使心臟病的死亡人數穩定上升，於一九五〇年代至一九六〇年代之間達到了高峰。[2]

一九四八年，美國國會宣稱「全美人民的健康【即將】面臨心臟及循環疾病的重大威脅」，通過了「國家心臟法案」（National Heart Act），並經前總統哈利・杜魯門（Harry Truman）簽署生效，據以成立「國家心臟研究所」（National Heart Institute，現為「國家心肺血液研究所」〔National Heart, Lung and Blood Institute〕），隸屬於「國家衛生研究院」（National Institutes of Health, NIH）。杜魯門還稱心臟病是「我們最嚴峻的公共衛生問題」。

公共教育的推廣活動不但有助於降低吸菸率，也促進人們更瞭解高血壓及高膽固醇會帶來什麼後果。醫生與科學家亦發展出更有效的方法治療心臟病。一九五八年至二〇一〇年間，心臟病的死亡率已從一九五〇年代至一九六〇年代之間的高峰期逐漸下降（圖35），[3]但心臟病依舊在全美及全球扮演著最致命的殺手。準確地說，截至二〇二二年七月所做的統計，全球在二〇二一年有六百三十萬人死於心冠肺炎（COVID-19），但卻有一千八百萬人左右死於心血管疾病。

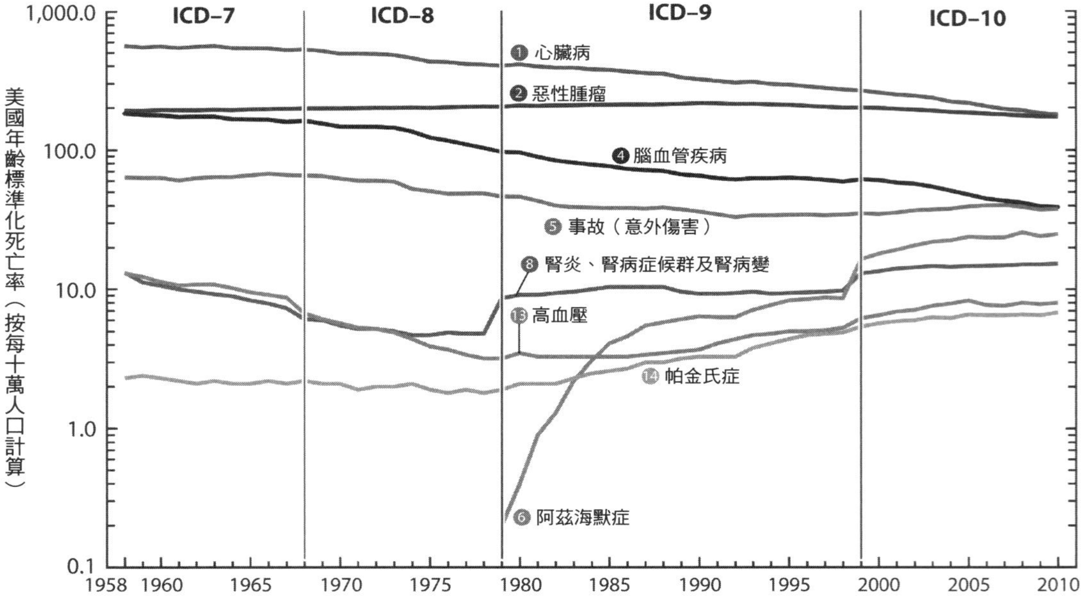

圖 35　選定的前幾大死因中，隨年齡而調整的死亡率：美國，一九五八年至二〇一〇年。「ICD」為「國際疾病分類」（International Classification of Disease）之英文縮寫，圓圈數字則表二〇一〇年前幾大死因之排序。

圖片來源：CDC/NCHS, National Vital Statistics, Mortality.

到了二十世紀，我們對於心臟病的理解及心臟病的療法都取得了莫大的進展。一八九九年，美國芝加哥的病理學家路得維格・赫克通（Ludvig Hektoen）提出在冠狀動脈中，粥狀硬化斑塊的堆積會誘發心肌梗塞。一九一二年，其同事詹姆士・赫里克醫生完成了一篇指標性的文章，名為「冠狀動脈赫然遭阻之臨床特徵」（Clinical Features of Sudden Obstruction of the Coronary Arteries），其中主張心肌梗塞並不是由於冠狀動脈的血管內壁堆積了太多粥狀硬化斑塊以致最後閉塞不通，而是由於呈現粥狀硬化的冠狀動脈內形成了血塊（thrombosis，血栓），嚴重阻擋了血液流至下游的心肌。大家應該注意的是，與此同時，來自俄羅斯基輔（Kiev）的兩名醫生——奧布拉佐夫（Obrastzow）與斯特拉歇斯可（Straschesko）——也有了同樣的發現。

即便醫界人士對於心肌梗塞的成因觀察得如此透徹，醫療機構卻仍忽視這樣的假設近七十年之久。一九八〇年，美國華盛頓州斯波坎（Spokane）的馬克斯・戴伍德（Marcus DeWood）醫生針對三百二十二名他所治療過的心肌梗塞患者，發表了一篇研究報告，指出他在他們爆發心肌梗塞的二十四小時內，於其冠狀動脈置入導管，同時注射顯影劑、進行X光攝影，從而呈現出血塊才是心肌梗塞的主因。血塊若未清除，位於血塊之後的心肌就會（梗塞）壞死，但很遺憾地，當時治療心肌梗塞的方法只有注射嗎啡、臥床休息，以及誠心禱告。人們才剛發明氣球擴張術不久，尚未廣泛使用；血栓溶解（thrombolytic）的藥物也是等到一九九〇年代才問世。

一九七七年，德國心臟科醫生安德魯・格倫齊格（Andreas Gruentzig）在自家廚房以多用途強力膠（Krazy Glue）黏上冠狀動脈導管的尖端製成氣球，用以為阻塞的冠狀動脈進行了史上第一次的氣球擴張術。「擴張術」這字的英文「angioplasty」源於希臘文的「angeion」（表「管子、容器」）與「plastos」（表「形塑而成」）。氣球擴張術——特別是合併置放血管支架（一種宛如細鐵絲網的小金屬管，防止被氣球撐開後的動脈縮回閉合）——很快變得大受歡迎，成為冠狀動脈繞道手術（詳第三十二章）之外，另一種不用針對心臟動刀的治療方式。到了一九九〇年，氣球擴張術及血管支架置放術逐漸變得比冠狀動脈繞道手術還要普遍。二十一世紀初期，人們開始在支架塗上藥物，防止動脈內形成疤痕組織，而最初塗上的藥物乃是從復活節島（Easter Island）上的土壤黴菌裡發現的抗生素，名為「雷帕黴素」（Rapamycin），能防止細胞分裂。

在格倫齊格能用黏上導管的氣球撐開狹窄的冠狀動脈前，一定得先有人敢在人類的心臟置入第一根導管，而德國醫生沃納・福斯曼（Werner Forssmann）正是透過「自體實驗」執行這項任務，並為人類心臟首次插入導管的那個人。一八四四年，法國生理學家克勞德・貝爾納（Claude Bernard）先是利用導管記錄動物的心壓、首創「心導管」（cardiac catheterization）的說法，從而發展出心導管的技術。到了一九二九年，福斯曼不顧同事們的勸說，說服了手術室的護士格爾達・狄森（Gerda Ditzen）取得無菌器械，從旁助他一臂之力。格爾達雖然應允，但條件是由她來擔任實驗對象，福斯曼口頭上答應，之後卻將她固定在手術台上，轉而迅速麻醉自己的手臂、於肘前靜脈（antecubital vein）——肘窩上最大的靜脈——插入了導尿管，然後推往心臟。接著，他才讓她起身，同她一齊走向X光部門，因為福斯曼還得在那把導管推得更深、直抵右心房，再拍下證明所用的X光片。福斯曼這麼做非但沒有受到心臟科的讚賞，反而遭到斥責、排擠，後來只好轉往泌尿科服務。經過了二十七年，當在紐約任職的醫生科學家安德烈・考南德（Andre Cournand）及迪金森・理查茲（Dickinson Richards）為了記錄心壓、血流與心臟腔室間的影像而發現福斯曼那篇探討心導管但卻遭人奚落、鮮為人知的文章，並促使心導管的技術往前邁進了一大步後，福斯曼才終在一九五六年獲頒諾貝爾生理學或醫學獎。

如今，人們可在心臟置入導管、注入顯影劑，並呈現出心臟腔室的影像。但有關冠狀動脈的顯影呢？美國克利夫蘭診所（Cleveland Clinic）的法蘭克·梅森·索恩斯（Frank Mason Sones）醫生意外施行了人體第一次的冠狀動脈血管攝影（coronary angiogram）。一九五八年，索恩斯正在替一名患有風濕性心臟瓣膜疾病（rheumatic heart valve disease）的二十六歲男性施行心導管手術，而當他準備要替病人的左心室拍下影像，導管在他注入顯影劑的同時意外彈入了右冠狀動脈。「我們把他搞到沒命了！」索恩斯驚呼道。該病人先是心跳停止，但在連續幾次用力咳嗽後，心臟又再恢復跳動。冠狀動脈血管攝影的時代於焉誕生。

隨著之後導管、X光及顯影劑的諸多修正，冠狀動脈血管攝影變得更加安全，也迅速地在全球受到廣泛的應用（圖36），格倫齊格這也才能更進一步，利用他黏上氣球的導管疏通阻塞了的冠狀動脈。你若細想，就會發現他真是一名了不起的水管工。如今，心臟失去了它的奧祕，它就只是一台機器，可讓醫生修好阻塞的管子，然後恢復泵送的功能。時至今日，每年有一百多萬人施行心導管手術，此外，病人若在「心導管檢查」（on cath）時發現有冠狀動脈的疾病，他就得展開「每天一顆阿斯匹靈」的生活了。

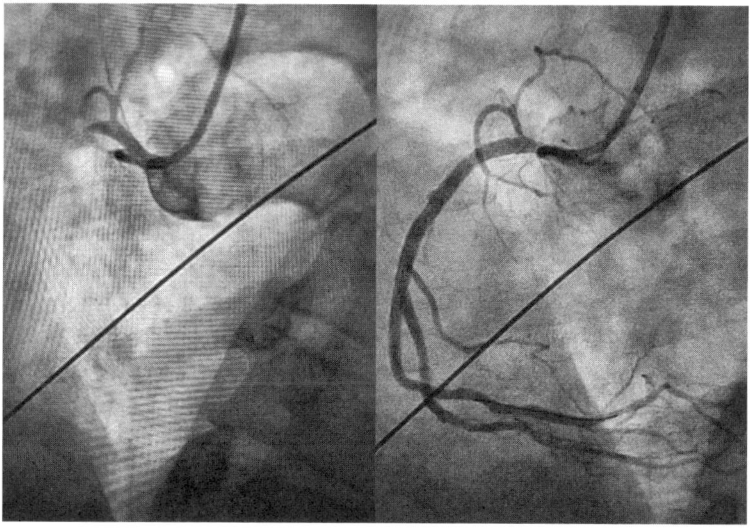

圖 36　心肌梗塞時，右冠狀動脈在施行氣球擴張術前後之血管攝影。
圖片來源：本書作者。

第三十一章　阿斯匹靈

這世上大部分的東西都不管用，除了阿斯匹靈。

——美國作家庫爾特・馮內果（Kurt Vonnegut）

楔形文字的泥板（西元前三千五百年）及《埃伯斯紙草文稿》（西元前一千五百五十年）上雙雙記載著古蘇美人與古埃及人皆會使用含有水楊酸（salicylic acid）的柳樹（willow，其拉丁文為「salix」）葉及香桃木（myrtle）葉治療疼痛與不適。希波克拉底（西元前四百年）也曾利用柳樹皮製成的茶退燒。柳樹皮不僅受到蓋倫的大力吹捧，亦經中國人、美洲原住民及非洲社會等廣泛使用，所以人們往後經中古世紀一路到十九世紀，都持續採用柳樹皮進行鎮熱止痛。[1]

一八五三年，法國化學家查爾斯．弗雷德里克．熱拉爾（Charles Frederic Gerhardt）率先合成了乙醯柳酸（acetylsalicylic acid）。一八九九年，德國拜耳（Bayer）——一家藥品及染料公司——創立了這項以乙醯柳酸為原料的藥物品牌，並以「阿斯匹靈」（Aspirin）為商標，在全球展開銷售。阿斯匹靈原文中的「A」代表「乙醯基」（acetyl），「spir」表「榆繡線菊（Spiraea ulmaria）之花」（繡線菊屬植物〔meadowsweet〕；另一種天然水楊甘〔salicin〕的來源），「in」則是當時常用的後綴詞，表示藥物。諷刺的是，拜耳最初的廣告聲稱阿斯匹靈「不會影響心臟」。

五十年後，美國醫生羅倫斯．克雷文（Lawrence Craven）觀察到他診間四百名服用阿斯匹靈長達兩年的男性病患皆未罹患心肌梗塞。[2]截至一九五六年，他記錄了八千名服用阿斯匹靈的病患，並發現到這群人當中沒有任何人患上心肌梗塞。時間推進到一九七四年初，多次有關阿斯匹靈的大型試驗也都在在證實了它可以防止心肌梗塞及死亡。

至於阿斯匹靈是如何防止心肌梗塞呢？心肌梗塞乃是冠狀動脈的粥狀斑塊在已呈粥狀硬化的血管內壁裂開時形成血塊所致，所以阿斯匹靈會藉由干預人體內的凝血機制，進而達到防止心肌梗塞的目的。所以，你若認為自己心肌梗塞發作，請先致電急救的醫療專線，然後嚼上一片阿斯匹靈吧！

第三十二章　二十世紀與心臟手術

對於瀕死之人來說，【心臟移植】並不是一項困難的決定……若是有頭獅子一路追著你到充滿鱷魚的河邊，你會一口氣躍入水中；深信你有機會游到對岸。

——進行人類首次心臟移植的南非外科醫生克利斯蒂安．巴納德（Christiaan Barnard）

一八九六年，路德維希．雷恩把手指伸入了心臟被刀刺傷的傷口，再以羊腸線縫合。繼他如此精湛的技藝之後，心臟外科有長達五十年都沒什麼進展。這多半是由於病人術後感染，未能倖存。一九四四年，當海倫．道西葛（Helen Taussig）——心臟科的女先鋒暨小兒心臟科的創始人——和外科醫生阿爾弗雷德．布拉萊克（Alfred

Blalock）及外科技術師維維恩・湯瑪斯（Vivien Thomas，心臟科中非裔美國人的先鋒，他曾在動物實驗室研發出開刀技巧，並指導布拉萊克進行前幾次的兒童心臟手術）聯手拯救「藍嬰兒」（blue babies，即帶有致命性心臟缺陷的孩童），一切才開始有所進展。他們針對先天性心臟缺陷的嬰兒進行手術掀起了一陣轟動，因為這類手術動刀的位置不是在心臟「裡」，而是在血液流出心臟的大動脈及血液流入心臟的大靜脈「上」。道西葛、布拉萊克與湯瑪斯拯救了這些藍嬰兒，並閃耀開啟了近代心臟外科的新紀元。[1]

一九四〇年某日，加拿大醫生威爾弗雷德・比奇洛（Wilfred Bigelow）注意到他的診間送來了一名受了凍瘡且心率極慢的男子，於是他靈機一動，拿小狗做起實驗：他把牠們冷凍起來、防止血液流往心臟十五分鐘。（大家還記得六分鐘的問題嗎？當人體在六分鐘內無從取得含氧血，腦部和體內的重要器官即會受到不可逆的損害。）後來，有一半以上的小狗恢復正常。

一九五二年，美國醫生約翰・劉易斯（John Lewis）基於比奇洛及他人的研究，在另一名美國醫生克拉倫斯・沃爾頓・李拉海（C. Walton Lillehei）的協助下，利用低溫療法（hypothermia）首次成功進行「開心」手術，縫合了一名五歲女童左、右心房之間的孔洞（atrial septal defect，即心房中膈缺損），該女童也在術後存活下來。

為了拯救一名註定命不久矣的孩子，李拉海（後世譽為「開心手術之父」〔Father of Open-Heart Surgery〕）曾連結起這名年僅一歲且左、右心室之間有洞（ventricular septal defect，心室中膈缺損）的男童及其父親（與男童血型相同）的循環系統，在過程中有效地將這名父親轉變成人工心肺機。他之所以有這樣的念頭，乃是受到母體與胚胎之間血液循環的啟發。在他早期的實驗中，他曾將兩隻狗麻醉，再用啤酒膠管分別將牠們的循環系統連接到兩者之間的奶乳器，藉以在不生成氣泡之下，朝著反方向推送出等量的血液。一九五四年，李拉海就是利用這套奶乳器及啤酒膠管，成功地為這對父子進行手術。

約莫同時，美國醫生約翰・希舍姆・吉本（John Heysham Gibbon）也和國際商業機器公司（IBM）的工程師共同研發出史上第一台的心肺機，藉以成功縫合了一名十八歲女性心房中膈的重大缺損。這台笨重的機器暫時取代了心肺功能，從體內抽出缺氧血，再泵入含氧血，讓吉本能在三十分鐘內順利修補她心臟裡的大洞。

有趣的是，心臟手術係以「開心手術」為人們所熟知。外科醫生純然是以機械化的角度進行思考，但我們若說一個人「有顆打開的心」（with an open heart），乃是暗喻他敞開心胸，願意與人分享內心最深層的想法、情緒和祕密。如今，不論是生理上還是比喻上，我們都能「有顆打開的心」，只不過兩者的意義迥異，一者是指心肌幫浦最裡層的部位，另一者是指人類靈魂最深層的部分。

一九六〇年，美國心臟外科醫生阿爾伯特．斯塔爾（Albert Starr）和工程師羅威爾．愛德華茲（Lowell Edwards，也是液壓原木剝皮機〔hydraulic tree debarker〕的發明人）共同研發出「斯塔爾—愛德華茲瓣膜」（Starr-Edwards valve），亦即第一個可以植入心臟的人工裝置。作為一種機械性瓣膜，它僅僅是顆可在籠框（cage）中隨著血液來回流動的塑膠球，但卻十分管用。不久之後，也就是一九七〇年代，瑞典心臟外科醫生奧洛夫．比約克（Olov Bjork）發明了傾碟型（tilting disk，或稱「馬桶座」）瓣膜。人類其實是在一九六〇年代末期才開始使用豬心瓣或牛心包組織所製成的生物性瓣膜（bioprosthetic valve）。時至今日，我們可以不動手術就置換心臟瓣膜、利用導管將其固定，而且病人隔天就能出院回家！

一九六七年，服務於美國克利夫蘭診所的阿根廷外科醫生勒內・法瓦洛羅（Rene Favaloro）成了心臟繞道手術的先驅。他先從病人腿上取下一段健康完好的靜脈，再順利地移植到病人其中一條冠狀動脈內阻塞部位的上、下方，有效地「繞過」堵塞處，因而稱作「冠狀動脈繞道手術」，英文簡稱「CABG」（要是大聲點，就像在唸高麗菜的英文「cabbage」）。美國電視名嘴大衛・賴特曼（David Letterman）、好萊塢老牌影星畢・雷諾斯（Burt Reynolds）與美國前總統比爾・柯林頓（Bill Clinton）都屬於「拉鍊俱樂部」（zipper club）的一員——之所以這麼描述，乃因這些病人術後都會在前胸中央留下一道狹長的疤。或者一如大衛・賴特曼為美國脫口秀主持人雷吉斯・菲爾賓（Regis Philbin）即將進行的手術所做的總結：「他們將會像對待一隻龍蝦那樣，對他開膛剖腹。」目前，全球每年都有超過八十萬次的冠狀動脈繞道手術。

一九六七年十二月三日，南非開普敦（Cape Town）的外科醫生克利斯蒂安・巴納德從一名年僅二十五歲、因車禍亡故的女性身上取出了健康的心臟，並移植到年屆五十五歲、因心臟衰竭而性命垂危的路易斯・沃斯坎斯基（Louis Washkansky）胸中。歷經了五個小時的手術，這顆植入的心臟在施予電擊之下再次啟動、恢復運作，沃斯坎斯基清醒之後也能夠說話，而且很快就能走動。雖然一開始非常順利，沃斯坎斯基卻仍在十八天後死於肺炎。全世界的報紙爭相報導了這次的手術，使得巴納德瞬間成了明日之星，不久便和蘇菲亞・羅蘭[40]（Sophia Loren）展開交往。

由於病人的身體會與新器官產生互斥，所以很遺憾地，在一九七〇年以前，絕大多數的心臟移植皆以災難收場。看來，與其成為最擅長移植心臟的人，巴納德較感興趣的是成為第一個移植心臟的人。多虧了美國醫生諾曼・沙姆威（Norman Shumway，他曾在一九五四年，亦即他擔任外科住院醫師的第三年，協助過巴納德的老師李拉海）的著作，外科醫生開始明白要將器官移植的互斥降到最低。沙姆威意識到重點在於血型，加上一九八〇年代之後出現的新藥——環孢素（cyclosporine，從挪威森林土壤中發現的真菌分離而出）——得以在不傷及免疫系統之下抑制器官互斥，現在全球每年有八千起以上的心臟移植案例，[2]而目前心臟移植的問題，僅在於心臟器捐不足。接受活體心臟移植後的病患，最長可帶著受贈的心臟再活三十五年以上。

如今，我們深信人類的情緒、記憶與思想都位在腦部，所以把某甲的心臟移植到某乙的體內並無大礙。在大多數的案例中，這麼做的確暢行無阻，但一如我在引言中提到的，我們在這過程中碰到了克萊兒．希爾維亞這樣的人，她原是一名職業舞者，四十七歲時進行心肺移植，並接收了十八歲時因機車意外亡故的男子心臟；後來，她旋即呈現出許多這名年輕人才會有的行為模式，還經過他家人的證實。文學中也描述了不少器官受贈者承繼了器官捐贈者人格特質的內容。這些都在在拋出了一個疑問，那就是我們是否應該只把心臟看成是幫浦而已。心臟是否承載著一些「零星的我們」——無論我們是想把這稱作「靈魂」還是「情緒」？至少就象徵意義上來說，有些人是認同這點的。如最近就有則新聞報導指出，一名新娘的父親過世並捐出了他的心臟，結果那位接受他心臟移植的男子代表新娘的父親，陪著她走向紅毯的另一端。

一九八四年，美國外科醫生雷納德．貝利（Leonard Bailey）將狒狒的心臟植入

40 義大利女演員，曾榮獲奧斯卡影后、終身成就獎、金球獎等多項電影大獎。

了出生才十二天的女嬰「菲寶」（Baby Fae）體內，進而挑戰了人類的道德觀與宗教觀。菲寶患有致命的先天性心臟缺陷，稱作「左心發育不全症候群」（hypoplastic left heart syndrome），她在手術後帶著狒狒的心臟存活了三周。早在一九六四年，美國密西西比的外科醫生詹姆士・哈迪（James D. Hardy）就曾把黑猩猩的心臟移植到瀕死之人身上，心臟還連續跳動了九十分鐘。迄今，人類仍未能成功地嘗試移植豬心及羊心。

異種器官移植（即在不同物種的成員間進行器官移植）的研究持續進行著——特別是對豬隻的研究，因為豬隻是最可能捐心給人類的物種。「把其他人的心臟放入我們體內」的想法或許已經考驗我們對「個體性」抱持的信念，但「把其他動物的心臟放入我們體內」這想法則又拋出了更截然不同的問題。只不過到了後來，這世界或許會變成英國作家喬治・歐威爾（George Orwell）在《動物農莊》（*Animal Farm*，一九四六年）中所寫的那樣：「外面的生靈從豬看到人，又從人看到豬，再從豬看到人；但他們已經分不清誰是豬、誰是人了。」

■
■
■

我知道家父即將死於心臟病，而我正試著做顆心臟給他。

——羅伯特．賈維克（Robert Jarvik），第一顆人工心臟的發明人

縱使每年有八千名患者接受心臟移植，但若有可用的心臟，受益於心臟移植的患者也許可以達到這個數字的十倍。然而，心臟捐贈的數量就是不足。因此，在二十世紀後半，能以機械性的裝置替代人類的心臟向來都是醫生科學家最崇高的抱負及目標。大家姑且把這當成《綠野仙蹤》（*The Wizard of Oz*）裡的錫樵夫（Tin Man）遭逢挫折的概念吧。但就像異種器官移植，一個人的心臟若是變成機器做的，那他還稱得上「有心臟」嗎？又會不會「有同理心」呢？

一九六九年，美國心臟外科醫生丹頓．庫利（Denton Cooley）首次植入了完整的人工心臟，但這只是為了橋接日後的心臟移植，短短三天之後就遭到移除。值得我們注意的是，完整的人工心臟乃是由另一名美國心臟外科醫生邁克爾．狄貝基

（Michael DeBakey）從實驗室研發而來。庫利說服了狄貝基的其中一名助理給他一顆人工心臟，這樣他才能成為植入人工心臟的第一人。「我只把心臟當成幫浦、大腦的侍從。」《生活》（*Life*）雜誌描述他這麼說道，「大腦一旦沒了，心臟也就跟著失業；然後，我們就得再幫它找另一份差事。」我們可從這句話明顯看出在二十世紀醫生與科學家的心目中，心臟相較於大腦的地位為何。大腦定義了「我」這個人，而心臟只是可替換的幫浦。

■ ■ ■

一九八二年，美國心臟外科醫生威廉·德弗里斯（William DeVries）將羅伯特·賈維克所設計的第一顆「永久性」人工心臟植入到已退休的牙醫巴尼·克拉克（Barney Clark）體內。克拉克長期受鬱血性心臟衰竭所苦，鑒於他已屆高齡且患有嚴重的肺氣腫（emphysema），所以並未列入心臟移植的名單。克拉克在植入這顆機械性的心臟後，其夫人甚至問起醫生：「他還能愛我嗎？」克拉克戴著這顆人工心臟，同時外接一台重達四百磅的氣體壓縮機（基本上就是一台空氣驅動的機械幫浦）活了一百一十二天，便與世長辭。比爾．施羅德（Bill Schroeder）則是接受人工心臟移植的第二人，他在術後活了六百二十天。有關人工心臟的研究持續進行著。近期的樣品還包括在利用 3D 列印技術之下，以柔軟且具彈性的矽膠打造而成的人工心臟。到目前為止，接受機械性心臟移植的人最長大概多活五年。

雖然人工心臟得以完全取代損壞的心臟，但其數量一直相當有限（截至二〇二一年，全球植入的案例低於兩千件），於是人們現在固定植入一種名為「心室輔助器」的小型幫浦，以幫助失能的心臟。一九六六年，邁克爾．狄貝基將第一台心室輔助器植入到一名三十七歲的女性體內，維持了十天，直到她之後成功接受心臟移植。心室輔助器是一種支援性的裝置，植入在心室旁，好為功能不佳卻仍可能繼續運作的心肌泵送血液。它還可用以橋接日後的移植（狄貝基起初就是這個用意），暫時輔助病人直到自體心臟恢復運作，亦可作為非器官移植受贈者的「終點」治療（“destination therapy”）或永久性解方。對於末期心臟衰竭的病患來說，心室輔助器已然成為一種救命方案。人若植入心室輔助器，則可再活十四年以上。

醫學與科技在二十世紀的進展可謂說明了心肌梗塞與心臟衰竭的根本機制。對許多人來說，罹患心肌梗塞不再是必死無疑，而只是遭逢挫折罷了。採取介入性治療的心臟學家可能會疏通阻塞的冠狀動脈、搶救心肌；心臟外科醫生可能會繞過多處阻塞的冠狀動脈、置換受損的瓣膜，甚至放進一整顆全新的心臟。但無論如何，心臟病仍舊是全球第一的致命殺手，而我們得再做些什麼，才能改變這點呢？

第三十三章　現在的心臟

就我所知，你最好記住「人人終將一死」，以防落入「你覺得還有什麼可以失去」的陷阱。既然你都已經了然一身，也就沒有理由不追隨自己的心。

——美國蘋果公司創始人之一史蒂芬．賈伯斯（Steve Jobs）

我才不會心肌梗塞，是我讓別人心肌梗塞。

——美國職棒大聯盟紐約洋基隊前經營者史坦．布瑞納（George Steinbrenner），死於心肌梗塞，享年八十歲

縱使我們現在可能並不認為心臟是人類情緒的歸屬，但我們依然贊同心臟所象

徵的含義。當我們走遍大部分的公園，常會看到情侶把愛心刻在樹幹上；每逢情人節——還有情書上——也都會出現愛心作為表情符號，就連我女兒簽名時也會畫個心。

我們可能並不認為心臟是靈魂駐地，但我們的確需要心臟才能活命。全球將會有三分之一的人死於心血管疾病，而且相較於其它各種癌症，心血管疾病所造成的死亡率最高。在美國，每三十六秒就有一人死於心肌梗塞，每年更有七萬件心血管死亡的案例，總共耗費三千六百三十億美元。兒童中最常見的先天性疾病也是心臟病。[1]

認知到了這些實際狀況使得心臟病學走在了二十世紀創新的尖端，時值二十一世紀，情況更是如此。我們在二十世紀見證了冠狀動脈血管攝影、冠狀動脈繞道手術、以導管進行冠狀動脈氣球擴張術與血管支架置放術、心律調節器與心律去顫器、心臟輔助器、心臟移植，以及機械性人工心臟等發展。如今，有一半的美國人同時具有一個以上的心血管危險因子，如吸菸、高血壓、膽固醇等。雖然旨在減少上述因子的預防性保健措施已協助降低心臟病的死亡率，自一九六〇年代起心血管疾病的發生率也已大幅下降，但心臟病卻仍名列全美的第一大死因。

■ ■ ■

英國科學家說他們研發出了一種有助於對抗心臟病的超級花椰菜。你知道嗎，你若想對抗心臟病，何不發明一種人人實際會去吃的食物呢？像是裹了糖霜的超級甜甜圈。——美國知名脫口秀主持人傑．雷諾（Jay Leno）

近來心的符號又有了另一種含義——象徵健康。凡是盯著那碗我在工作時急忙抓來就吃的喜瑞爾（Cheerios）（圖37），碗裡心形的全穀燕麥就會告訴我此時吃的東西「有益心臟」。當你看著餐廳的菜單，又有哪個符號會讓你一目了然、一眼就看出怎麼選比較健康呢？

當你上了飛機或走在學校的穿堂，很難不注意到一種閃電劃過愛心的符號（圖38）。我們已經知道，這是告訴大家「此處設有自動體外心臟電擊去顫器（AED）」。

在我任職的醫院中，緩和療護（Palliative Care）辦公室的窗上貼滿了裁剪好的愛

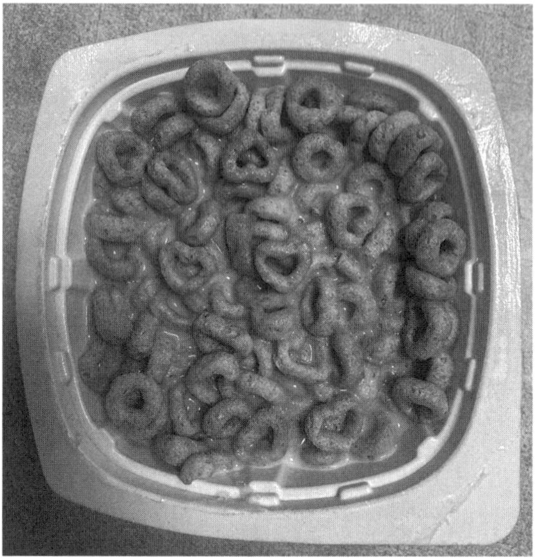

圖 37 我「有益心臟」的早餐。

圖片來源：本書作者。

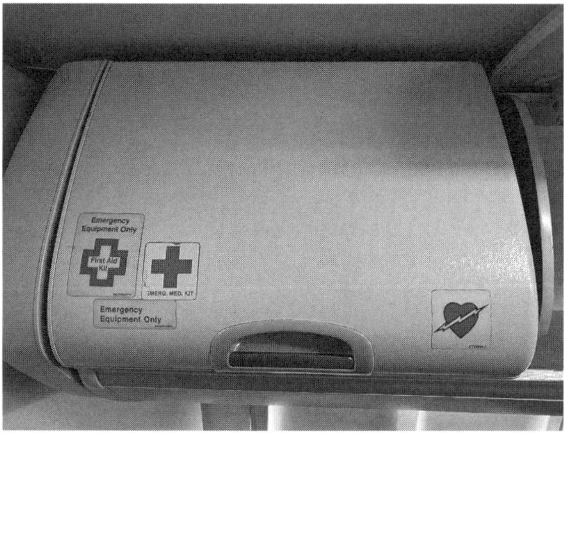

圖 38 劃過閃電的愛心顯示機上設有自動體外心臟電擊去顫器（AED）。

圖片來源：本書作者。

心（圖39），而且各種顏色的愛心似乎正往上飄出窗外。愛心在此象徵了健康、希望、感謝，還有愛。

你若搭乘美國西南航空（Southwest Airlines），也許就會看過有顆以西南航空條紋為底的愛心，此即「西南航空全體人員之心」（圖40）。他們在印刷品中寫著，這代表了「僕人之心」（Servant's Heart），透過「黃金法則」[41]（Golden Rule）深植於他們生活中的核心價值。

近代醫學已經說服我們心臟僅是人體內的另一個器官，既沒感覺，亦無理智，同時還最常讓我們一命嗚呼。人們雖然剝奪了心臟的重要性，不再像許多古文明所深信的那樣視其為「君主之官」，但其象徵性的力量依舊在現代持續著。心的符號仍代表著愛情與浪漫，它甚至還具有附加價值，代表著健康、生命、奉獻與服務。

我們雖然可以接受以「心碎」暗喻，但對於突如其來的重大情緒波動真有可能把

---

[41] 此為美國西南航空之文化核心及經營理念，強調「你希望別人如何對待你，就要如何對待別人」（Treat others as you would like to be treated），服務人員並秉持著尊重之心對待每位顧客。

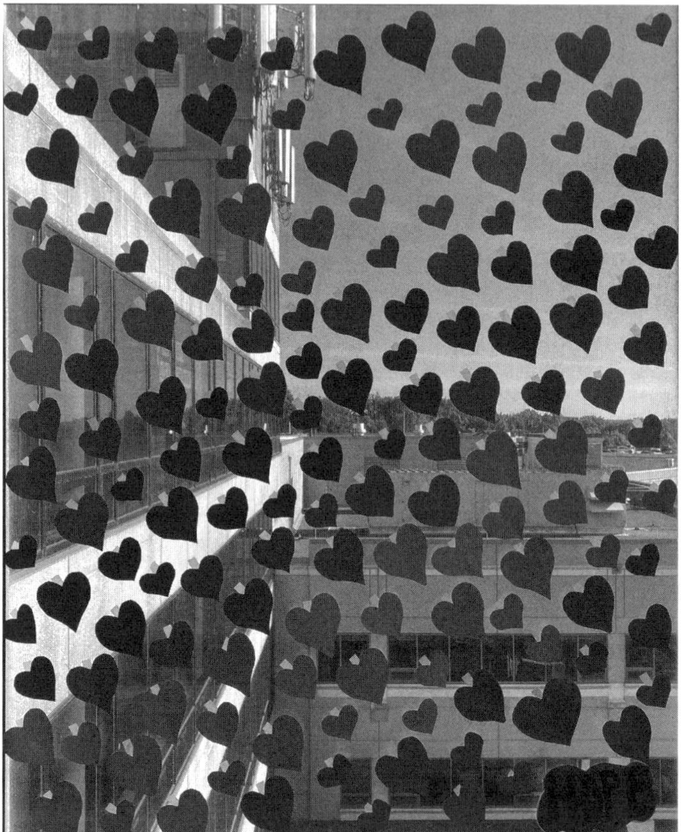

圖 39　醫院緩和療護辦公室的窗戶。

圖片來源：本書作者。

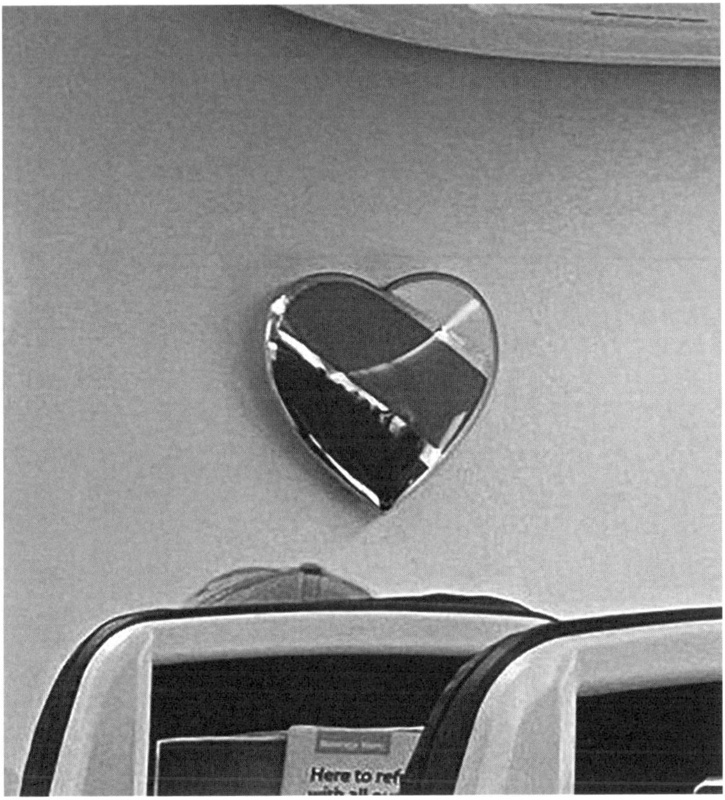

圖 40　西南航空的用心服務。

圖片來源：本書作者。

心「粉碎」卻嗤之以鼻。情緒和心臟之間的關連性可能比我們目前所想的還要密切，同時研究顯示心臟或許超乎我們的想像，能更深深地影響人體的健康。此外，目前的資料似乎也指出心臟和大腦之間存在顯著的雙向溝通——心腦連結。

第三十四章　心碎症候群

耶和華靠近傷心的人，拯救靈性痛悔的人。

——〈詩篇〉第三十四章第十八節

你得不斷地心碎，直到開啟心房。

——波斯哲學家詩人魯米，一二〇七年至一二七三年

心，是用來碎的。

——愛爾蘭作家暨藝術家奧斯卡・王爾德（Oscar Wilde），一八五四年至一九〇〇年

能彎曲的心是有福的；它們永不破碎。

——法國小說家暨哲學家阿爾貝・卡謬（Albert Camus），一九一三年至一九六〇年

心其實一點用都沒有，除非你讓它變得堅不可摧。

——奧茲國巫師，出自《綠野仙蹤》

人心歷經一次次的破碎依舊健在，還有什麼比這更堅強的呢？

——印度裔加拿大詩人露琵・考爾（Rupi Kaur），生於一九九二年

這些追溯到三千年前的名言，顯示我們重覆在文學、哲學與宗教上使用破碎的心作為隱喻，而且遍及了整個人類史。甚至到了今天，「教某人心碎」仍是人們最常使用且最廣為人知的隱喻之一。只不過，劇烈的情緒波動真的可以「粉碎」一顆心嗎？是的，它們真的可以。

若有隻老虎追著你，你的體內將會發生很多變化，稱之為「戰鬥或逃跑」的反應。腦中的杏仁核（amygdala）會啟動一種訊號，叫你的身體快跑。這種訊號先是送到腎上腺，也就是腎上腺髓質（adrenal medullae）分泌腎上腺素的地方，腎上腺素再一路快速前進到你心臟內的節律細胞、加快你的心跳；它也會讓心肌細胞流入更多的鈣離子，以收縮得更加劇烈。這個過程還會向你的腿部肌肉提供含氧血，如此一來，你才能順利逃跑。只不過，身體的壓力系統有時可能失控、傷及心臟，並產生壓力所誘發的心臟病。

和壓力相關的心臟病也被稱作「心碎症後群」或「章魚壺症候群」（takotsubo syndrome，原文的「takotsubo」在日文中指「章魚壺」，係早期日本用以誘捕章魚的漁具，又稱「蛸壺」）。一九九〇年，日本醫生在觀察情緒上歷經劇烈、極度的悲傷或壓力後受心臟病所苦的病患時（多為女性），首次描述了這樣的疾病。[1] 這些病患的心臟功能不佳，使得左心室看上去像個章魚壺（圖41）——一種窄口寬底的壺，[2]

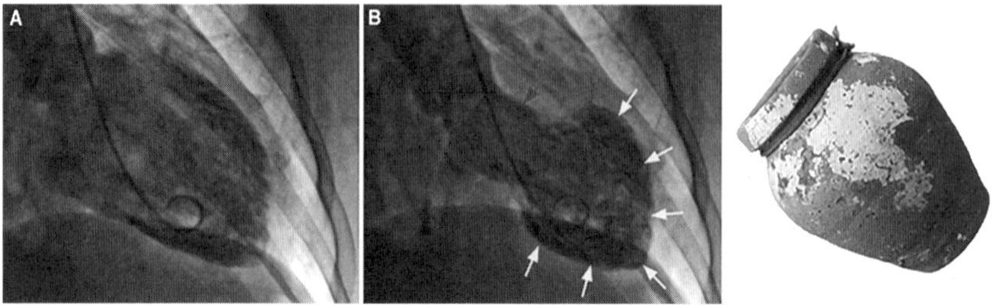

圖 41　章魚壺症候群病患之左心室攝影圖。左圖為心舒末期（end-diastolic）的影像；中圖為心縮末期（end-systolic）的影像，呈現出左心室基底段收縮亢進（hyperkinesis）（深色箭頭處），但中段及心尖段無收縮（akinesia）（淺色箭頭處），形似日本傳統捕捉章魚的陷阱（章魚壺），如右圖。

圖片來源：With permission from R. Diaz-Navarro, British Journal of Cardiology 28（2021）: 30–34.

而且他們都具備了心肌梗塞的典型癥候及症狀：胸痛、心肌酶（heart enzyme）上升、心電圖改變，以及局部室壁收縮異常（regional wall motion abnormalities, RWMAs）。但醫生在為他們施行心導管檢查時，卻發現他們的冠狀動脈並未呈現粥狀硬化。

在心碎症後群的多數案例中，心臟功能都會恢復正常。我們知道章魚壺心這樣後天異常的形狀反映出正常心肌內腎上腺素的受體分布，卻不清楚為何會出現壓力所誘發的心臟病。此外，腎上腺素驟然飆升可能會損害心臟細胞。[3]一九九四年美國加州北嶺（Northridge）大地震及一九九五年日本神戶大地震過後的研究雙雙顯示，大地震當天的心臟病發生率，遠遠高於去年同一天的心臟病發生率。[4] 再者，世界盃點球大戰及全美超級盃賽事進行當下和賽事一結束後，壓力所誘發的心臟病也都急遽增加。

突如其來的劇烈情緒波動或者極度的壓力都可能實際造成心碎。但幸運的是，破碎的心多會痊癒，病人也多能存活下來。一如十九世紀的英國詩人拜倫勳爵所言：「心會碎，但破碎的心照樣撐得下去。」沒有其它狀況更能體現「隱喻之心」和「生理之心」是如此緊密地相互疊合了。

■ ■ ■

我們是否對於終生伴侶往往在幾個月內相繼死亡感到驚訝呢？美國鄉村音樂創作歌手強尼・凱許（Johnny Cash）及其夫人瓊恩・卡特・凱許（June Carter Cash）在四個月內先後辭世。有一說，稱活著的另一半之所以很快跟著去了，乃因在喪偶期間太過悲傷——心碎——以致生理也承受著莫大的壓力。[5]

我過去服務於心臟科時，曾經歷過職涯上最悲傷的一刻。有一天我走出病房，得要告知一名六十多歲的老先生他太太已經去世。他和我們雖然都知道她已不久於人世，但我在告訴他這消息時，親眼看著他臉上的神情逐漸轉變成痛苦及恐懼，接著，他抬起頭來問我：「沒了她，我之後怎麼辦？」他抓著我的雙肩尋求安慰，還一直盯著我看、想要得到答案——他眼中的悲傷至今仍教我心痛。那一天，我把這名個子瘦小的男子抱進懷裡，陪著他哭了許久。五個月後，他在安寧照護下辭世。

縱使所有的科學都指向心臟只不過是幫浦，就連人們也醒悟到這點，但這些案例似乎在在描述了心臟「情緒的部分」及「生理的部分」究竟在何時合而為一。十六世紀的義大利解剖學家加布里瓦．法羅皮奧（Gabriele Fallopio）就曾說道：「人無法懷著破碎的心活下去。」

我們在腦中感受到的情緒會廣泛影響我們的心臟，並帶來生理上的知覺，而這樣的知覺，體現出了心臟的反應。這種相互依存——心腦連結——對我們的健康至關重大。數千年來，也正是這樣的心腦連結，致使人類把情緒、理智與靈魂放入了這個炙熱、跳動且象徵著我們正活著的器官。古代社會教導我們，快樂的心意味著身強力壯、延年益壽。近代科學與醫學也都指出，人類的祖先可能要比我們以往所想的更有見地、更觀察入微。比起過去五百年來醫生與科學家所灌輸給我們的概念、聲稱心臟原有哪些功能，這個器官可能在人類的身心健康扮演著更重要的角色。心臟和大腦說話的頻率，可能就和大腦號令心臟的頻率一樣多，同時，心腦連結也可能對人類的整體健康帶來重大的影響。

第三十五章　心腦連結

我仍試著想像，我心跳的聲音不再於腦中迴盪的那一刻。

——阿爾貝・卡謬

在許多亞洲語言中，人們都用同一種古代字母或古代符號表示「心臟」或「心智」。古代文化認為這兩者相互連結，近期研究也顯示人類的祖先終究沒有錯得那麼離譜。近代醫學雖然認為心智位於大腦，但科學家此刻卻在證明心腦連結的概念是真的——而且具體的。

我們知道抽菸、糖尿病、高血壓與高膽固醇都是心臟病的主要危險因子。為了減少心肌梗塞及心臟衰竭，我們不但處處留心，還試圖應付這些傳統的危險因子。但最近有研究顯示，我們同時也忽略了另一個心臟病的主要危險因子，那就是情緒壓力。即使我們早在八百年前就已經知道情緒和心臟有關，但卻似乎忘了情緒可能會影響心臟的健康。

有越來越多的證據顯示「精神社會或心理壓力」（如憂鬱、焦慮、憤怒／敵意）和「慢性病的推進」（如癌症及心臟病）[1]互有關聯。我們知道地震、驟失所愛等急性壓力源（acute stressor）會引發心肌梗塞，現在又得知工作、婚姻或財務壓力等慢性壓力源（chronic stressor）可能與心血管事件增加有關。

慢性壓力可能導致抽菸、酗酒及酒精濫用、飲食配合度（dietary compliance）不佳、缺乏運動、不遵照醫囑等禍及心臟的負面行為，也可能對交感神經、皮質醇濃度上升、血管發炎及血管功能異常帶來不良影響，而這些都會間接導致心血管疾病，人盡皆知。如今，我們瞭解到精神社會及心理壓力可能既是心肌梗塞的成因，也是心肌梗塞的結果。

《跨國心臟研究》（INTERHEART Study）針對全球五十二國約兩萬五千名人口進行調查，想要找出「慢性壓力源」與「心肌梗塞發生率」的關聯。[2]在針對年齡、性別、地理位置、抽菸等要素略行調整後，報告裡那些聲稱在職場或家庭中「一直都有壓力」的人，其罹患心肌梗塞的風險比別人高出了二・一倍。如今，數據顯示壓力管理可減少未來心血管事件的發生。瑜珈、冥想、音樂、大笑等旨在促進正向情緒的技巧也能扭轉慢性壓力對身體帶來的不良影響，更能降血壓、抗憂鬱。[3]人們雖辨識得出傳統的心臟危險因子，卻常忽略精神社會及心理壓力所對心臟造成的影響，甚是可惜。

■ ■ ■

截至一九九〇年代，我們所受到的教育，都說腦部單方面向心臟發出指令。如今，名為「神經心臟學」（neurocardiology）的最新研究領域已經找出心腦之間動態的雙向對話持續影響著這兩大器官的運作。[4]心臟本身具有神經系統，由四萬多個感覺神經元（sensory neuron）組成，堪稱是個「小型腦」（little brain），得以讓心臟感知、調節還有記憶。[5]心臟會透過迷走神經（vagus nerve）向腦部傳送神經訊號，而且這樣的訊號量，至少和腦部傳送給心臟的神經訊號一樣多，同時，心臟固有神經系統所發出的訊號還會影響腦內情緒相關的諸多部位如何運作，包括延腦（medulla）、視丘（thalamus）、下視丘（hypothalamus）、大腦皮質（cerebral cortex），以及情緒中樞——杏仁核。美國費城湯姆士傑佛遜大學（Thomas Jefferson University in Philadelphia）的科學家近期利用刀形掃描顯微鏡（knife-edge scanning microscopy）打造出老鼠心臟的3D模型（圖42），而我們經由目測，就能看出這顆心臟有個「小型腦」，亦即心臟內的神經系統。[6]

心臟也能經由分泌賀爾蒙及釋放神經傳導物質（neurotransmitter）對腦部帶來影響。心臟產生催產素（oxytocin，又稱「愛情賀爾蒙」）的濃度和腦部分泌催產素的總量落在相同的範圍內，而催產素影響的是認知、包容、信任、友誼與親密感。心臟還可能透過規律的電磁能（electromagnetic energy）影響腦部。[7]人體內最強大的電磁能生成體正是心臟（還記得心臟有自己的電氣系統吧），其所擁有的電磁能是腦部的六十倍。

我們可以在許多恐慌症的人身上看到心臟影響腦部的負面範例。研究顯示，恐

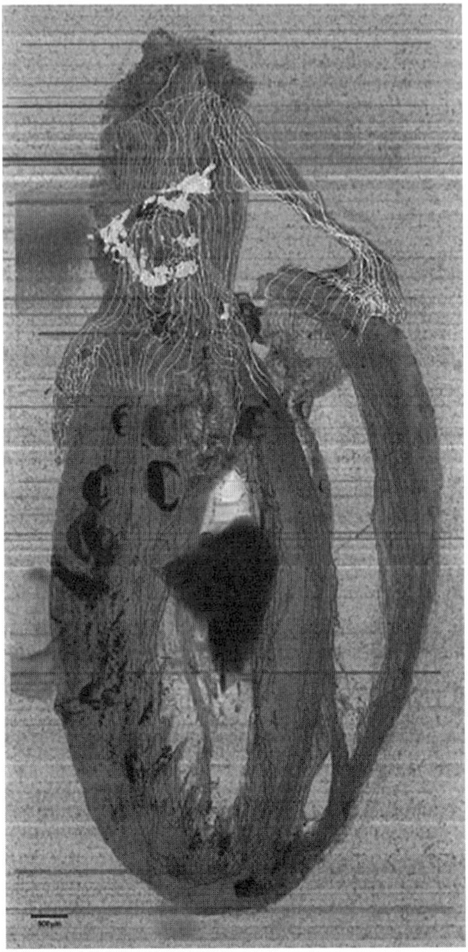

圖 42　組成心「腦」的神經細胞（白色）叢聚在老鼠心臟切片的頂端附近，即血液進出心臟的周遭。

圖片來源：With permission from S. Achanta et al., iScience 23, no. 6（June 2020）:101140.

慌症的心理現象常是病人未發現自身患有心律不整所致。相較於一般心電圖基線（baseline）呈現出的穩定心律，由心臟傳向腦部的訊號形態若突然有了明顯的轉變，就可能造成焦慮及恐慌。在許多案例中，診治心律不整有助於改善恐慌的症狀。

對怯場的人來說，他們最常用來穩定神經的方法，就是服用名為「乙型阻斷劑」（beta blocker）的藥物，藉此阻斷腎上腺素對心臟的影響（心跳加快、血壓升高）。臨場表演之前，腦部預期會感到焦慮，但當心臟釋出藥物所誘發的訊號、告訴你體內沒有焦慮的反應，腦部便會接受心臟的指令，否決焦慮的必要。

冥想、正念等調節心律及心臟功能的專注方法可和體內的其它系統（如呼吸、血壓）同步，積極影響腦內主掌疼痛的區域。同情、感謝等正向情緒則可讓心律更一致、更協調，而這樣的訊息會傳到腦部，同時改善個人的「心境」（state of mind）。因此，心臟規律跳動的形態不僅反映出一個人的情緒狀態，也有助於判定人們歷經過怎樣的情緒。研究顯示，心律的狀態及穩定度會影響高級腦中樞（higher brain center），左右動機、注意力、疼痛感知與情緒處理等心理因素。

此外，數據顯示我們的心律可與周遭人群的心律同步。音樂即是一種已獲證實、人們能夠藉以改善情緒狀態的方法，所以，得知大家在合唱一首曲目時，人人的心律全都同步一致，這也就不足為奇了。[8]

一八九〇年，美國哲學家暨心理學家威廉・詹姆斯（William James）——常被稱作「美國心理學之父」——主張「情緒」是人們為體內的生理感覺所取的名稱。[9]當你的心臟開始怦怦跳，這種生理上的感覺會帶來恐懼的情緒；你並不是先覺得害怕，心臟才開始越跳越快、越跳越猛，而是當你心跳加速，你就會變得害怕。最近也有一些研究內容開始支持詹姆斯的論點；研究人員發現，他們運用功能性的神經造影技術，便能看出腦中處理內在感覺（譬如心跳）的部位——前腦島（anterior insula）——在處理情緒上也很重要。

內感受（interoception）是指感受心跳（及其它內在感覺）的能力；反之，外感受（exteroception）則是你從外部接收到的訊號，如視覺或聽覺。研究發現，內感受準確性（interoceptive accuracy）較高的人——更能感受到自己心跳的人——他們的情緒也比較激烈，同時，內感受較強的個體也更能激化前腦島。目前，科學家正在研究如何訓練人們更妥善地察覺自己的心跳、提升內感受的準確性，藉而減少焦慮及恐慌發作。10

心腦連結的新研究或許正是科學面臨轉變的開始，而這樣的轉變，才更符合人類祖先在古時候的看法，以及現代人對於心臟的文化觀。心臟不再被視為幫浦而已，它既會影響情緒活力，亦偕同腦部一齊確保我們身心靈的健康，最終在我們感受情緒、做出決定時，扮演著重要的一環。

第三十六章　未來的心臟

唯有科技與人文的結晶，才能使我們的心靈高歌。

——史蒂芬．賈伯斯

二十一世紀中，將會有哪些防止心臟病並修護受損心臟的方法呢？「個人化醫療」（personalized medicine）的時代就要來臨了。如今，篩檢個人的整個基因體——完整的基因組——看看你是否較易罹患心臟病、特定癌症、感染性疾病等等不僅務實可行，人們也負擔得起。[1] 基因醫學考量的是個體DNA結構的獨特性，基因組成的差異可以決定你未來有罹患哪些疾病的風險，還有你的病況對怎樣的藥物最有反應。基因篩檢一旦辨識出誰有罹患心臟病的風險，這些人就能遠在心肌梗塞或心臟衰竭發生之前，接受初級預防（primary prevention）的治療。

人們透過基因篩檢辨識出未來罹患心臟病的風險等發展將會按照基因篩檢的結果，從而衍生出個人化的預防措施與治療方式（後者又稱「智慧型治療」〔smart therapy〕）。比方說，美國密西根大學醫療中心（University of Michigan Medical Center）的外科醫生就曾在一名二十九歲女性的肝臟中置入基因修飾細胞（genetically modified cells）；這名女子帶有基因缺陷，會防止肝臟從血液中移除低密度脂蛋白（low-density lipoprotein, LDL）膽固醇——一種轉往冠狀動脈的血管管壁沉積，而逐漸形成粥狀硬化斑塊的膽固醇粒子——因此，她從十六歲就一路深受心肌梗塞所苦。[2] 有了這樣的新細胞，她的肝臟便能更妥善地從血液中移除低密度脂蛋白膽固醇，潛在降低了她在未來罹患心肌梗塞的風險。

> 爆發心肌梗塞最不巧的時候，就是在你玩起比手劃腳的時候。
>
> ——美國喜劇演員迪米崔・馬丁（Demetri Martin）

一顆受損的心臟真能修復成新的一樣嗎？我們是會用「修補一顆破碎的心」作為隱喻，但病患在歷經心肌梗塞之後，都會留下心肌細胞壞死的疤痕組織。人類不比蠑螈（salamander），無法再生心肌。然而，英國倫敦大學國王學院（King's College in London）的研究人員最近指出，基因療法可以誘使人類的心臟細胞在心肌梗塞之後進行再生。他們取來豬心（豬隻的心臟很像人類的心臟），為了實驗先誘發心肌梗塞，再向其注射一小塊遺傳物質（人類的 microRNA-199），結果一個月後，心肌的質量及功能都大獲改善。[3]不久的將來，類似的基因療法或許也能在心肌梗塞，或因化療、感染而傷及心臟的人們體內誘使心肌再生。

醫生科學家近來發展出一種做法，他們可先收集病人的幹細胞（stem cells）、注射到心肌梗塞後的疤痕組織，以使其轉變成活的心肌。[4]幹細胞乃是一種成人體內的細胞，得以經由誘導而轉變成許多不同的細胞類型，如大腦細胞、心肌細胞等，從而修復人體。近來有研究人員針對心肌梗塞後倖存的患者施以這種做法、進行測試，結果顯示這些患者在心肌梗塞後的三個月內再生出新的心肌，組織內原先梗塞的部分因而縮小。該做法涉及從病人的骨髓收集幹細胞，在實驗室以人工大量繁殖，再將其注入心臟受傷的部位，以修復損害。不久的將來，機械性的心室輔助器也許能夠作為一種過渡方式，幫助急性心臟衰竭的病人在注入幹細胞、誘使心肌再生之際留存受損的心臟，以待日後恢復運作。

如今，人們更利用３Ｄ列印技術，在解析度為一微米（人類毛髮直徑是七十微米）的生物支架（scaffold）上種入綜合的人體細胞（心肌細胞、平滑的肌肉細胞與血管內皮細胞〔endothelial cells〕；皆從幹細胞而來），而培養出心臟組織。[5]這些細胞會在生物支架上組織排列，同步創造出跳動的心臟組織。研究人員曾把這些細胞放入老鼠的心臟（現患有心肌梗塞），結果實驗室所培養出的肌肉改善了其原本的心臟功能。正因心臟無法在心肌梗塞後生成新的肌肉細胞，所以這項技術可能會帶來突破，降低心血管事件發生後的心臟衰竭。

若可利用生物支架上現有的一整顆心（如豬心）培養出另一整顆全新的心，這豈不是更棒嗎？[6]研究人員正研究以化學方式對一整顆心（豬心或人心）進行去細胞化（decellularizing），同時保留該心的３Ｄ架構及血管分布，稱之為結構性完整的去細胞化天然細胞外基質（decellularized extracellular matrix, dECM）。[7]該理論主張病人保留心臟的瓣膜及血管，而在骨骼或支架上培養心肌細胞。有朝一日，這可能將為心臟壞損的病人培養出一整顆個人化的心臟。

未來3D列印技術的發展可讓醫生科學家為每位病人量身打造出切合個體所需的心臟瓣膜。倘若病人先天的瓣膜受損、嚴重滲漏或是太過僵硬，他們便可為病人做出一模一樣的瓣膜植入體內，予以置換。

■ ■ ■

除了重建受損的心肌，未來的研究也著重在預防心肌梗塞。相對於次級預防（secondary prevention）——防止心肌梗塞過的人再次復發——這隸屬於初級預防的範疇，而且我們要是能向未來極有風險罹患心臟病的人提供初級預防的「疫苗注射」呢？目前才剛核准使用的「因利司然」（inclisiran）正是一例。[8] 因利司然是種藥物化合物，它會在合成膽固醇的肝細胞中產生長效的核醣核酸干擾（RNA interference, RNAi）（試想一下基因喪失表現的功能），患有家族性高膽固醇血症（familial hypercholesterolemia，即基因造成的高膽固醇）且早在青春期就發展出心臟病的人只要一年接受兩次皮下注射，即可有效預防相關疾病。更棒的是，針對靈長類動物所進行的近期研究顯示，人體只要注射一次「CRISPR DNA 鹼基編輯」（CRISPR DNA base editor）的產品，就能終生減少肝臟合成膽固醇，這對患有心臟病和高膽固醇血症的人來說是種編輯基因體的治療方式，只須一次便可一勞永逸。[9]「CRISPR」全名為「Clustered Regularly Interspaced Short Palindromic Repeats」（常間回文重複序列叢集），其可在精確的部位鎖定特定的基因片段，再針對ＤＮＡ進行編輯。

人們為了進行標靶藥物治療，也正發展出奈米機器人（nanobot，即細胞大小的機器人）。[10]其未來在心臟科的應用之一，就是導管裝置上的發展，這樣的導管可運用奈米氣泡（nano-bubble）將奈米機器人推經冠狀動脈中的血塊，同時加快藥物穿透、迅速分解血塊，遂而將心肌梗塞的傷害減至最低。

不久的將來，除了目前植入人體的電子裝置外，生物心律調節器（biological pacemaker）可能會成為另一項替代方案。[11]生物心律調節器乃是植入或注射到心臟內的細胞或基因，它們會模擬心臟固有的節律細胞，產生電刺激（electrical stimuli）。當心臟主要的節律器——竇房結——停止運作，心率會因而變慢，不足以支撐整個循環系統；這時，病患可以經由開刀置入電子心律調節器（electronic pacemaker），以加快心率、改善循環。同時，人們也正在發展「基因轉移」的技術，將現有的心肌細胞轉變成節律細胞、代替竇房結，以作為生物性的替代方案。人們更可用自己的心肌細胞做出心律調節器。隨著電子心律調節器變得越來越小、越來越進步，人們為了對付出錯的心臟，也可能以生物心律調節器替代電子心律調節器，從而讓患者擁有更多的治療選項。

心臟的異種移植則尚未成真。[12]二〇一六年，美國國家衛生研究院的研究人員稱他們將一顆經過基因工程改造的豬心放入了狒狒體內跳動三年之久。這消息是占據了報章媒體的版面，但這份研究卻隱隱透露著更重大的訊息。每年全球有數百萬名病患因缺少可移植的人類心臟不幸死亡，而科學家正在努力找出替代方案，也就是移植其它動物的心臟。縱使有些人可能會譴責這個想法違反自然，但請記住，若不姑且一試，就只有死路一條。當人類首次施行「人對人」的心臟移植，曾經強烈質疑這麼做有違倫理，但如今呢，這變得稀鬆平常，每年全球還有八千多例「人對人」的心臟移植呢。有一天，這問題可能會變成移植到你體內的心臟若是來自一隻忠犬，而非來自一頭頑強的野豬，那麼，你之後會不會更愛你重要的另一半。五十七歲的美國男子大衛・班奈特（David Bennett）雖未列入人類心臟移植的名單，卻成了首位成功接受「豬心移植」的人。唯恐他體內產生激進的免疫反應，這顆豬心在歷經了十項基因改造才植入他的體內，但班奈特仍在術後兩個月死亡。科學家至今仍在持續研究基因編輯後的豬心能否作為另一種可行的移植選項。

機器輔助心臟手術（robotic cardiac surgery）別稱「閉胸式心臟手術」（closed-chest heart surgery），這是一種從病患胸中極小的切口放入人為操控、機器輔助的小型手術儀器而施行的微創手術。目前的開心手術都需要外科醫生「打開胸廓」——言下之意就是切開胸骨——於是病人胸前都會留下「拉鍊」般的疤痕，[13] 而多利用機器輔助的技術，能讓外科醫生施行侵入性較低的心臟手術。這些做法有時也稱作「達文西手術」（da Vinci surgery），因為通常用以施行這類手術的機器，其製造商取的就是這個名字——你可能暗忖「李奧納多不知會怎麼想」吧。達文西手術促使成果提升、復原加快，同時也縮短住院時程，其中的範例包括修護心臟瓣膜、修補心內孔洞，以及移除心臟腫瘤等。

接下來的二十年，由於全美肥胖症氾濫，加上醫療進步延長人類壽命，所以心臟病普及的程度和相關的治療成本預計大幅上升。除非人們改變不健康的生活型態，否則這將避無可避。未來心血管的研究方向包括辨識出誰有較早罹患心臟病的風險、發展出防範未來心血管事件的治療方法、修復或替換受損的心臟，還有探索心腦連結，以更妥善地在生理上及情緒上保護我們心臟。

後記

一次讓別人開心的舉動，勝過了上千次的膜拜及祈禱。

——印度聖雄甘地（Mahatma Gandhi）

智慧與善心的組合，始終無比強大。

——南非前總統尼爾森．曼德拉（Nelson Mandela）

評斷一顆心不在於你愛別人多少，而是別人愛你多少。

——奧茲國巫師，出自《綠野仙蹤》

是什麼蘊藏著我們的生命力？我們如何去愛？滋養著我們善惡能力的靈性又在何處？這些問題已經讓人類深深著迷了兩萬年。我在本書中跨越了時空、文明，就哲學面、藝術面及科學面一一探索人類一貫以來對心臟所抱持的好奇，顯見心臟不但在人類的文化史及宗教史上占有獨特的地位，也一直扮演人類基本情緒——愛情與激情、痛苦與磨難——的核心。心臟乃是靈魂與良知的居所，就連理智，也被認定是心臟功能的一部份。

打從人類最初記錄思想以來，多數文明都認為心臟是人體內最重要的器官，社會上並把心臟提昇到如今大腦才擁有的地位：人體的主宰及其力量的來源。數千年來，人們深信唯有透過心臟，才能與神連結。就象徵上而言，心臟逐漸代表愛情、虔誠、勇氣、友誼，以及浪漫。

時至今日，我們則認為腦部控制人體，包含心臟的功能在內。心臟雖是第一個反應腦部的訊號，腦部卻也是第一個受到心臟血液循環的影響。若非如此，當我們頓時起身，可能就會昏倒過去。我們在腦中感受到的情緒會廣泛影響心臟，隨之而來的生理感覺則是體現出心臟的反應。正因這樣的相互依存，導致人類數千年來都在為了

「靈魂究竟位於體內何處」而爭論不休。當我們思及腦部，我們想像到的是一大團冰冷、灰色的物質，而不是溫暖、跳動，象徵著我們正活著的器官。

我們如今對心臟所抱持的觀點，乃是科學與醫學逐漸塑造出來的。威廉・哈維發掘心臟僅是循環血液的幫浦，促使思想家降低了心臟的地位，將其歸類成人體為了存活而不可或缺的另一個器官；它不再是人類生命的中心，而只是向人體細胞泵送含氧血的肌肉。但若有病患死亡而我必須正式宣告死亡時間，那時間並不是他何時腦死，而是他何時停止心跳。當婦產科醫生首次讓女性聆聽其子宮內的胎心音，此即確認了一個新生命的開始。

人體接受心臟移植則變得相當普遍。我們既然可以在道德上接受從某甲體內取出這只跳動的器官，再把它放到某乙身上，便在在呈現出我們如今和這顆「只是幫浦」的心臟變得有多麼疏離。你想像得到古埃及人或中世紀的基督徒會作何感想嗎？

關於心腦連結的新研究或許正是科學面臨轉變的開始。有越來越多的人贊同我們先祖的觀點和近代的文化觀，不再只把心臟視作幫浦，而再次認同它是情緒活力的一部份，能夠確保我們身心靈的健康。研究顯示，心律的狀態及穩定度會影響高級腦中樞，並左右動機、注意力、疼痛感知與情緒處理等心理因素。

心臟也持續在文化圖象中扮演要角。它依舊用以暗喻人類所最寶貴的東西——愛——而且歷久不衰；它也仍是我們日常生活中最具代表且最廣泛使用的符號。心形符號象徵著快樂、健康。有了心，我們才有知覺、感覺。到了現代，我們彷彿擁有兩種不同的心，一種是維繫生命的「生理之心」，另一種是界定情緒、欲望、勇氣，以及我們彼此相互連結的「象徵之心」。心，一直都是人類的核心。

我要衷心感謝各位撥冗閱讀這本稀奇古怪的心臟史。最後，我想獻上摘自法國哲學家暨數學家布萊思．巴斯卡（Blaise Pascal）的《思想錄》（*Pensées*，一六五八年），同時也是我最鍾愛的一句名言：「心有其理，理智無所知。」我認為巴斯卡所要表達的是，我們都知道某些既定的事實，但我們不是透過邏輯推理，而是出於全心全意地接受、相信，方才明白這些真理。

致謝

本書是在眾人的協助下才得以成真。我的作家朋友湯姆・巴貝須（Tom Barbash）說服我可以，也應該寫下本書。我的第一位編輯——來自「造就故事工作坊」（StoryMade Studio）的瑞秋・萊曼・赫普特（Rachel Lehmann-Haupt）——讓我撕去了原以為已經完稿的書，再重新把它建構成一部遠遠更棒的作品。我尤其感謝比爾・哈利斯（Bill Harris）、尼克・朗岡（Nick Langan）、保羅・馬瑟（Paul Mather）、羅伊・阿爾蒂特（Roi Altit）、薩德・維茲（Thad F. Waites）等諸位醫師，他們針對本書一開始的草稿提供了寶貴的意見，並襄助我進行研究。我親愛的內人安（Ann）扮演著我永遠的讀者、編輯、顧問與啦啦隊。哥倫比亞大學出版社裡美妙的大家則是幫我把本書交到了各位手中。最後，我更要衷心感謝我多年來的病患，是你們促使我愛上這項主題，從而想要分享這段稀奇古怪的心臟史。

注釋

引言

1. William Harvey, *Exercitationes de Generatione Animalium (On Animal Generation)*, 1651, from Exercise 52.
2. Rollin McCraty, Mike Atkinson, Dana Tomasino, and Raymond Trevor Bradley, "The Coherent Heart: Heart–Brain Interactions, Psychophysio logical Coherence, and the Emergence of System-Wide Order," *Integral Review* 5, no. 2 (December 2009): 10–115.
3. Ross Toro, *Leading Causes of Death in the US: 1900–Present* (Infographic), July 1, 2012, https://www.livescience.com/21213-leading-causes-of-death-in-the-u-s-since-1900-infographic.html.
4. Irene Fernández-Ruiz, "Breakthrough in Heart Xenotransplantation," *Nature Reviews Cardiology* 16, no. 2 (February 2019): 69.
5. Moo-Sik Lee, Andreas J. Flammer, Lilach O. Lerman, and Amir Lerman, "Personalized Medicine in Cardiovascular Diseases," *Korean Circulation Journal* 42, no. 9 (September

2012): 583–91.

第一章　心命共生

1. N. K. Sanders, *The Epic of Gilgamesh* (London: Penguin, 1972).
2. Stephanie Dalley, *Myths from Mesopotamia: Creation, the Flood, Gilgamesh, and Others* (Oxford: Oxford University Press, 1989).
3. Spell 30, Book of the Dead, Papyrus of Ani, 1240 BCE. In Raymond Oliver Faulkner, *The Ancient Egyptian Book of the Dead* (London: British Museum Press, 2010).
4. John F. Nunn, *Ancient Egyptian Medicine* (London: British Museum Press, 1996).
5. Kaoru Sakatani, "Concept of Mind and Brain in Traditional Chinese Medicine," *Data Science Journal* 6 (Suppl., 2007): S220–24.
6. Guan Zhong, *Guanzi*, chapter 36, "Techniques of the Heart," in Xiang Liu and W Allyn Rickett, *Guanzi: Political, Economic, and Philosophical Essays from Early China* (Princeton, NJ: Princeton University Press. 1985).
7. *Huainanzi* IX and XX, in Liu An, King of Huinan, *The Huainanzi: A Guide to the Theory and Practice of Government in Early Han China*, ed. and trans. John S. Major, Sarah A. Queen, Andrew Seth Meyer, and Harold D. Roth (New York: Columbia University Press, 2010).

8. Li Yuheng, *Unfolding the Mat with Enlightening Words* (Tuipeng Wuyu), Ming Dynasty, 1570, https://classicalchinesemedicine.org/heart-selected-readings.
9. Li Ting, *A Primer of Medicine* (Yixue Rumen), 1575, https://classicalchinese medicine.org/heart-selected-readings.
10. K. Chimin Wong and Wu Lien-Teh, *History of Chinese Medicine: Being a Chronicle of Medical Happenings in China from Ancient Times to the Present Period*, 2nd ed. (Shanghai, China: National Quarantine Service, 1936 and reprinted by Taipei, Taiwan: Southern Materials Center), 35.
11. Kishor Patwardhan, "The History of the Discovery of Blood Circulation: Unrecognized Contributions of Ayurveda Masters," *Advances in Physiology Education* 36, no. 2 (2012): 77–82.

第二章　心與靈

1. Amentet Neferet, *Ancient Egyptian Dictionary*, accessed December 2021, https://seshkemet.weebly.com/dictionary.html.
2. Kaoru Sakatani, "Concept of Mind and Brain in Traditional Chinese Medicine," *Data Science Journal* 6 (Suppl., 2007): S220–24.

3. V. Jayaram, "The Meaning and Significance of Heart in Hinduism," 2019, https://www.hinduwebsite.com/hinduism/essays/the-meaning-and-significance-of-heart-in-hinduism.asp.
4. C. R. S. Harris, *The Heart and Vascular System in Ancient Greek Medicine: From Alcmaeon to Galen* (Oxford: Oxford University Press, 1973).
5. Harris, *The Heart and Vascular System in Ancient Greek Medicine*.

第三章　心與神

1. Kenneth G. Zysk, *Religious Medicine: The History and Evolution of Indian Medicine* (London: Transaction, 1993).
2. Marjorie O'Rourke Boyle, *Cultural Anatomies of the Heart in Aristotle, Augustine, Aquinas, Calvin, and Harvey* (London: Palgrave Macmillan, 2018).

第四章　情緒之心

1. Kenneth G. Zysk, *Religious Medicine: The History and Evolution of Indian Medicine* (London: Transaction, 1993).
2. C. R. S. Harris, *The Heart and Vascular System in Ancient Greek Medicine: From Alcmaeon to Galen* (Oxford: Oxford University Press, 1973).

3. Helen King, *Greek and Roman Medicine* (Bristol: Bristol Classical Press, 2001).

第五章　古代對實際心臟之理解

1. C. R. S. Harris, *The Heart and Vascular System in Ancient Greek Medicine: From Alcmaeon to Galen* (Oxford: Oxford University Press, 1973).
2. Marjorie O'Rourke Boyle, *Cultural Anatomies of the Heart in Aristotle, Augustine, Aquinas, Calvin, and Harvey* (London: Palgrave Macmillan, 2018).
3. Celsus, *Prooemium: De Medicina*, Book 1, ed. W. G. Spencer (Cambridge, MA: Harvard University Press, 1971).
4. Harris, *The Heart and Vascular System in Ancient Greek Medicine*, 271.
5. Helen King, *Greek and Roman Medicine* (London: Bristol Classical Press, 2001).
6. Harris, *The Heart and Vascular System in Ancient Greek Medicine*, 271.
7. Galen, *On the Affected Parts*, V:1,2.

第六章　古代的心臟病

1. Adel H. Allam, Randall C. Thompson, L. Samuel Wann, Michael I. Miyamoto, and Gregory S. Thomas, "Computed Tomographic Assess ment of Atherosclerosis in Ancient Egyptian

Mummies," *JAMA* 302, no. 19 (November 2009): 2091–94.

2. Randall C. Th mpson, Adel H. Allam, Guido P. Lombardi, L. Samuel Wann, M. Linda Sutherland, James D. Sutherland, Muhammad Al-Tohamy Soliman, Bruno Frohlich, David T. Mininberg, Janet M. Monge, Clide M. Vallodolid, Samantha L. Cox, Gomaa Abd el-Maksoud, Ibrahim Badr, Michael I. Miyamoto, Abd el-Halim Nur el-din, Jagat Narula, Caleb E. Finch, and Gregory S. Th mas, "Atherosclerosis Across 4000 Years of Human History: Th Horus Study of Four Ancient Popula tions," *Lancet* 381, no. 9873 (2013): 1211–22.

3. Andreas Keller, Angela Graefen, Markus Ball, Mark Matzas, Valesca Boisguerin, Frank Maixner, Petra Leidinger, Christina Backes, Rabab Khairat, Michael Forster, Björn Stade, Andre Franke, Jens Mayer, Jessica Spangler, Stephen McLaughlin, Minita Shah, Clarence Lee, Timothy T. Harkins, Alexander Sartori, Andres Moreno-Estrada, Brenna Henn, Martin Sikora, Ornella Semino, Jacques Chiaroni, Siiri Roostsi, Natalie M. Myres, Vicente M. Cabrera, Peter A. Underhill, Carlos D. Busta mante, Eduard Egarter Vigl, Marco Samadelli, Giovanna Cipollini, Jan Haas, Hugo Katus, Brian D. O'Connor, Marc R. J. Carlson, Benjamin Meder, Nikolaus Blin, Eckart Meese, Carsten M. Pusch, and Albert Zink, "New Insights Into the Tyrolean Iceman's Origin and Phenotype as Inferred by Whole-Genome Sequencing," *Nature Communications* 3 (February 2012): 698.

第七章 黑暗時代

1. Heather Webb, *The Medieval Heart* (New Haven, CT: Yale University Press, 2010).
2. Piero Camporesi, *The Incorruptible Flesh: Bodily Mutation and Mortifi cation in Religion and Folklore*, trans. Tania Croft-Murray (New York: Cambridge University Press, 1988).
3. Camporesi, *The Incorruptible Flesh*, 5.
4. Bertrand Mafart, "Post-Mortem Ablation of the Heart: A Medieval Funerary Practice. A Case Observed at the Cemetery of Ganagobie Priory in the French Department of Alpes De Haute Provence," *Inter national Journal of Osteoarchaeology* 14, no. 1 (2004): 67–73.
5. Katie Barclay, "Dervorgilla of Galloway (abt 1214–abt 1288)," *Women's History Network*, August 15, 2010, https://womenshistorynetwork.org/dervorgilla-of-galloway-abt-1214-abt-1288/.
6. Marjorie O'Rourke Boyle, "Aquinas's Natural Heart," *Early Science and Medicine* 18, no. 3 (2013): 266–90.

第八章 伊斯蘭的黃金時代

1. Hawa Edriss, Brittany N. Rosales, Connie Nugent, Christian Conrad, and Kenneth Nugent, "Islamic Medicine in the Middle Ages," *American Journal of the Medical Sciences* 354, no.

3 (September 2017): 223–29.

2. André Silva Ranhel and Evandro Tinoco Mesquita, "The Middle Ages Contributions to Cardiovascular Medicine," *Brazilian Journal of Cardio vascular Surgery* 31, no. 2 (April 2016): 163–70.

3. Rachel Hajar, "Al-Razi: Physician for All Seasons," *Heart Views* 6, no. 1 (2005): 39–43.

4. Hajar, "Al-Razi: Physician for All Seasons," 41.

第九章　維京人的冰冷之心

1. Snorre Sturlason, *Heimskringla—The Norse King Sagas* (Redditch, UK: Read Books, 2011).

第十章　美洲的活心獻祭

1. Michael D. Coe and Rex Koontz, *Mexico: From the Olmecs to the Aztecs* (London: Thames and Hudson, 2008).

2. James Maffie, "Aztec Philosophy," *Internet Encyclopedia of Philosophy*, April 3, 2022, https://iep.utm.edu/aztec-philosophy/.

3. Molly H. Bassett, *The Fate of Earthly Things: Aztec Gods and God-Bodies* (Austin: University of Texas Press, 1980).

4. Gabriel Prieto, John W. Verano, Nicolas Goepfert, Douglas Kennett, Jeff ey Quilter, Steven LeBlanc, Lars Fehren-Schmitz, Jannine Forst, Mellisa Lund, Brittany Dement, Elise Dufour, Olivier Tombret, Melina Calmon, Davette Gadison, and Khrystyne Tschinkel, "A Mass Sacrifi of Children and Camelids at the Huanchaquito-Las Llamas Site, Moche Valley, Peru," *PLoS One* 14, no. 3 (2019): e0211691.
5. Bernal Diaz Del Castillo, *The True History of the Conquest of New Spain* (London: Penguin Classics, 2003), 104.
6. Haverford College, Intro to Environmental Anthropology Class, *The Gwich'in People: Caribou Protectors*, December 2021, https://anthro281.netlify.app.

第十一章　心臟研究的復興

1. William W. E. Slights, "The Narrative Heart of the Renaissance," *Renaissance and Reformation* 26, no. 1 (2002): 5–23.
2. Marco Cambiaghi and Heidi Hausse, "Leonardo da Vinci and His Study of the Heart," *European Heart Journal* 40, no. 23 (2019): 1823–26.
3. Mark E. Silverman, "Andreas Vesalius and *de Humani Corporis Fabrica*," *Clinical Cardiology* 14 (1991): 276–79.

第十二章　出入往復、環行不休

1. Thomas Fuchs, *Mechanization of the Heart: Harvey and Descartes* (Roch ester, NY: University of Rochester Press, 2001).
2. William Harvey, *Exercitatio Anatomica de Motu Cordis et Sanguinis in Animalibus*, chap. 13.
3. William Harvey, *Lectures on the Whole of Anatomy*, 92.
4. William Harvey, *Exercitationes de Generatione Animalium (On Animal Generation)* (1651), Exercise 52.
5. W. Bruce Fye, "Profiles in Cardiology: René Descartes," *Clinical Cardi ology* 26, no. 1 (2003): 49–51.
6. Descartes, *Traité de l'homine* (Treatise on Man), 1664.

第十三章　藝術之心

1. Pierre Vinken, "How the Heart Was Held in Medieval Art," *Lancet* 358, no. 9299 (2001): 2155–57.
2. Adi Kalin, "Frau Minne hat sich gut gehalten," *NZZ*, November 25, 2009, https://www.nzz.ch/frau_minne_hat_sich_gut_gehalten-ld.930946?.
3. Gordon Bendersky, "The Olmec Heart Effigy: Earliest Image of the Human Heart,"

Perspectives in Biology and Medicine 40, no. 3 (Spring 1997): 348–61.

第十四章　文學之心

1. William W. E. Slights, “The Narrative Heart of the Renaissance,” *Renaissance and Reformation* 26, no. 1 (2002): 5–23.

第十五章　音樂之心

1. Coding in Tune, “Most Used Words in Lyrics by Genre,” April 2018, https://codingintune.com/2018/04/09/statistics-most-used-words-in-lyrics-by-genre/.

第十六章　心之儀式

1. Ambrosius Aurelius Theodosius Macrobius, *Seven Books of the Saturnalia*, accessed April 2022, https://www.loc.gov/item/2021667911/.
2. T. Christian Miller, “A History of the Purple Heart,” *NPR*, September 2010, https://www.npr.org/templates/story/story.php?storyId=129711544.

第十八章　心臟的生理結構

1. Xiaoya Ma, Peiyun Cong, Xianguang Hou, Gregory D. Edgecombe, and Nicholas J. Strausfeld, “An Exceptionally Preserved Arthropod Cardio vascular System from the Early Cambrian,” *Nature Communications* 5 (2014): 3560.
2. Brandon Specktor, “Evolution Turned Th Fish Into a ‘Penis with a Heart.’ Here’s How,” *Live Science*, August 3, 2020, https://www.livescience.com/anglerfish-fusion-sex-immune-system.html.
3. Jeremy B. Swann, Stephen J. Holland, Malte Petersen, Theodore W. Pietsch, and Thomas Boehm, “The Immunogenetics of Sexual Parasit ism,” *Science* 369, no. 6511 (2020): 1608–15.

第二十一章　心臟的電氣系統

1. W. Bruce Fye, “A History of the Origin, Evolution, and Impact of Electrocardiography,” *American Journal of Cardiology* 73, no. 13 (1994): 937–49.

第二十二章　何謂心電圖？

1. O. Aquilina, “A Brief History of Cardiac Pacing,” *Images in Paediatriic Cardiology* 8, no. 2

(April–June 2006):17–81.

第二十三章　何謂血壓？

1. Nature Editors, “Samuel Siegfried Karl von Basch (1837–1905),” *Nature* 140 (1937): 393–94.

2. World Health Organization, “Hypertension,” August 25, 2021, https:// www.who.int/newsroom/fact-sheets/detail/hypertension.

3. Timothy Bishop and Vincent M. Figueredo, “Hypertensive Therapy: Attacking the Renin-Angiotensin System,” *Western Journal of Medicine* 175, no. 2 (August 2001): 119–24.

4. William Osler, “An Address on High Blood Pressure: Its Associations, Advantages, and Disadvantages: Delivered at the Glasgow Southern Medical Society,” *British Medical Journal* 2, no. 2705 (November 2, 1912): 1173–77.

5. G. Antonakoudis, L. Poulimenos, K. Kifnidis, C. Zouras, and H. Anton akoudis, “Blood Pressure Control and Cardiovascular Risk Reduction,” *Hippokratia* 11, no. 3 (July 2007): 114–19.

第二十四章　何謂心臟衰竭？

1. A. Perciaccante, M. A. Riva, A. Coralli, P. Charlier, and R. Bianucci, "The Death of Balzac (1799–1850) and the Treatment of Heart Failure During the Nineteenth Century," *Journal of Cardiac Failure* 22, no. 11 (2016): 930–33.
2. Raffaella Bianucci, Robert D. Loynes, M. Linda Sutherland, Rudy Lallo, Gemma L. Kay, Philippe Froesch, Mark J. Pallen, Philippe Charlier, and Andreas G. Nerlich, "Forensic Analysis Reveals Acute Decompensation of Chronic Heart Failure in a 3500-Year-Old Egyptian Dignitary," *Journal of Forensic Sciences* 61, no. 5 (September 2016): 1378–81.
3. Roberto Ferrari, Cristina Balla, and Alessandro Fucili, "Heart Failure: An Historical Perspective," *European Heart Journal Supplements* 18 (Suppl. G, 2016): G3–G10.

第二十五章　何謂「冠心病」？

1. W. F. Enos, R. H. Holmes, and J. Beyer, "Coronary Disease Among United States Soldiers Killed in Action in Korea: Preliminary Report," *JAMA* 152, no. 12 (1953):1090–93.
2. J. J. McNamara, M. A. Molot, J. F. Stremple, and R. T. Cutting, "Cor onary Artery Disease in Combat Casualties in Vietnam," *JAMA* 216, no. 7 (1971):1185–87.
3. Manoel E. S. Modelli, Aurea S. Cherulli, Lenora Gandolfi, and Riccardo Pratesi,

"Atherosclerosis in Young Brazilians Suffering Violent Deaths: A Pathological Study," *BMC Research Notes* 4 (2011): 531.

4. James B. Herrick, "Clinical Features of Sudden Obstruction of the Coronary Arteries," *JAMA* 59 (1912): 2015–20.

第二十六章　心臟病中的性別、人種與族裔

1. U.S. Department of Health and Human Services Office of Minority Health, "Heart Disease and African Americans," January 31, 2022, https://minorityhealth.hhs.gov/omh/browse.aspx?lvl=4&lvlid=19.
2. Centers for Disease Control, "Disparities in Premature Deaths from Heart Disease," February 19, 2004, https://www.cdc.gov/mmwr/preview/mmwrhtml/mm5306a2.htm.
3. World Health Organization, "The Top 10 Causes of Death," December 2020, https://www.who.int/news-room/fact-sheets/detail/the-top-10-causes-of-death.
4. World Health Organization, "Cardiovascular Disease," June 2021, https:// www.who.int/news-room/fact-sheets/detail/cardiovascular-diseases-(cvds).
5. Centers for Disease Control and Prevention, "Preventing 1 Million Heart Attacks and Strokes," September 6, 2018, https://www.cdc.gov/vitalsigns/million-hearts/.

6. American Heart Association, "Championing Health Equity for All," April 2022, https://www.heart.org/en/about-us/2024-health-equity-impact-goal.

7. American Heart Association, "Championing Health Equity for All" ; American College of Cardiology, "Cover Story | Health Disparities and Social Determinants of Health: Time for Action," June 11, 2020, https:// bluetoad.com/publication/?m=14537&i=664103&p=1&ver=html5.

8. A. H. E. M. Maas and Y. E. A. Appelman, "Gender Differences in Cor onary Heart Disease," *Netherlands Heart Journal* 18, no. 12 (December 2010): 598–602.

9. Alan S. Go, Dariush Mozaffarian, Véronique L. Roger, Emelia J. Ben jamin, Jarett D. Berry, William B. Borden, Dawn M. Bravata, Shifan Dai, Earl S. Ford, Caroline S. Fox, Sheila Franco, Heather J. Fullerton, Cathleen Gillespie, Susan M. Hailpern, John A. Heit, Virginia J. How ard, Mark D. Huffman, Brett M. Kissela, Steven J. Kittner, Daniel T. Lackland, Judith H. Lichtman, Lynda D. Lisabeth, David Magid, Greg ory M. Marcus, Ariane Marelli, David B. Matchar, Darren K. McGuire, Emile R. Mohler, Claudia S. Moy, Michael E. Mussolino, Graham Nichol, Nina P. Paynter, Pamela J. Schreiner, Paul D. Sorlie, Joel Stein, Tanya N. Turan, Salim S. Virani, Nathan D. Wong, Daniel Woo, and Melanie B. Turner, "Heart Disease and Stroke Statistics—2013 Update: A Report from the American Heart Association,"

Circulation 127, no. 1 (January 2013): e6–e245.

10. American Heart Association, "Th Facts About Women and Heart Disease," April 2022, https://www.goredforwomen.org/en/about-heart-disease-in-women/facts.

第二十七章　運動員的猝死

1. Michael S. Emery and Richard J. Kovacs, "Sudden Cardiac Death in Athletes," *JACC Heart Failure* 6, no. 1 (2018): 30–40.

2. Meagan M. Wasfy, Adolph M. Hutter, and Rory B. Weiner, "Sudden Cardiac Death in Athletes," *Methodist Debakey Cardiovascular Journal* 12, no. 2 (2016): 76–80.

3. American Heart Association, "Recommendations for Physical Activity in Adults and Kids," last reviewed April 18, 2018, https://www.gored forwomen.org/en/healthy-living/fitness/fitness-basics/aha-recs-for-physical-activity-in-adults.

第二十九章　啟蒙運動與革命時代

1. Luis-Alfonso Arráez-Aybar, Pedro Navia-Álvarez, Talia Fuentes-Redondo, and José-L Bueno-López, "Th mas Willis, a Pioneer in Translational Research in Anatomy (on the 350th Anniversary of Cerebri Anatome)," *Journal of Anatomy* 226, no. 3 (March 2015): 289–300.

2. John B. West, "Marcello Malpighi and the Discovery of the Pulmonary Capillaries and Alveoli," *American Journal of Physiology, Lung Cellular and Molecular Physiology* 304, no. 6 (2013): L383–90.
3. Edmund King, "Arthur Coga's Blood Transfusion (1667)," *Public Domain Review*, April 15, 2014, https://publicdomainreview.org/collection/arthur-coga-s-blood-transfusion-1667.
4. Marios Loukas, Pamela Clarke, R. Shane Tubbs, and Theodoros Kapos, "Raymond de Vieussens," *Anatomical Science International* 82, no. 4 (2007): 233–36.
5. Max Roser, Esteban Ortiz-Ospina, and Hannah Ritchie, "Life Expectancy," *Our World in Data*, last revised October 2019, https://ourworldindata.org/life-expectancy.
6. Maria Rosa Montinari and Sergio Minelli, "Th First 200 Years of Cardiac Auscultation and Future Perspectives," *Journal of Multidisci plinary Healthcare* 12 (2109): 183–89.
7. Ariel Roguin, "Rene Th hile Hyacinthe Laënnec (1781–1826): Th Man Behind the Stethoscope," *Clinical Medicine and Research* 4,no.3 (2006): 230–35.
8. William Heberden, "Some Account of a Disorder of the Breast," *Medical Transactions. The Royal College of London* 2 (1772): 59–67.
9. Although the name "catgut" implies the use of guts from cats, the word is derived from *kitgut*, the string used on a fiddle or "kit." The first known absorbable catgut sutures were

made from intestines of sheep or cows. They were being used as medical sutures as early as the third century by Galen in Rome. Today catgut has largely been replaced by absorbable synthetic polymers.

10. L. Rehn, "Ueber penetrierende Herzwunden und Herznaht," *Arch Klin Chir* 55, no. 315 (1897): 315–29.

11. Paul, "Door 23: The Heart of a King," *Geological Society of London* (blog), December 23, 2014, https://blog.geolsoc.org.uk/2014/12/23/the-heart-of-a-king/.

12. Stacey Conradt, "Mary Shelley's Favorite Keepsake: Her Dead Husband's Heart," *Mental Floss*, July 8, 2015, https://www.mentalfloss.com/article/65624/mary-shelleys-favorite-keepsake-her-dead-husbands-heart.

第三十章　二十世紀與心臟病

1. Ross Toro, *Leading Causes of Death in the US: 1900–Present* (Infographic), July 1, 2012, https://www.livescience.com/21213-leading-causes-of-death-in-the-u-s-since-1900-infographic.html.

2. World Health Organization, "Cardiovascular Diseases," June 2021,https:// www.who.int/news-room/fact-sheets/detail/cardiovascular-diseases-(cvds).

3. Toro, “Leading Causes of Death in the US.”

4. Rachel Hajar, “Coronary Heart Disease: From Mummies to 21st Century,” *Heart Views* 18, no. 2 (2017): 68–74.

5. W. P. Obrastzow and N. D. Staschesko, “Zur Kenntnissder Thrombose der Coronararterien des Herzens,” *Zeitschrift für klinische Medizin* 71 (1910): 12.

第三十一章　阿斯匹靈

1. Dawn Connelly, “A History of Aspirin,” *Pharmaceutical Journal*, September 2014, https://pharmaceutical-journal.com/article/infographics/a-history-of-aspirin.

2. Jonathan Miner and Adam Hoff “Th Discovery of Aspirin’s Anti- thrombotic Effects,” *Texas Heart Journal* 34, no. 2 (2007): 179–86.

第三十二章　二十世紀與心臟手術

1. Lawrence H. Cohn, “Fifty Years of Open-Heart Surgery,” *Circulation* 107, no. 17 (2003): 2168–70; C. W. Lillehei, “The Society Lecture. Euro pean Society for Cardiovascular Surgery Meeting, Montpellier, France, September 1992. The Birth of Open-Heart Surgery: Then the Golden Years,” *Cardiovascular Surgery* 2, no. 3 (1994): 308–17.

2. Global Observatory on Donation and Transplantation, "Total Heart," April 3, 2022, http://www.transplant-observatory.org/data-charts-and-tables/chart/.

第三十三章　現在的心臟

1. Centers for Disease Control and Prevention, "Heart Disease Facts," February 7, 2022, https://www.cdc.gov/heartdisease/facts.htm.

第三十四章　心碎症候群

1. A. Tofield, "Hikaru Sato and Takotsubo Cardiomyopathy," *European Heart Journal* 37, no. 37 (October 2016): 2812.

2. Rienzi Díaz-Navarro, "Takotsubo Syndrome: The Broken-Heart Syn drome," *British Journal of Cardiology* 28 (2021): 30–34.

3. Mahek Shah, Pradhum Ram, Kevin Bryan U. Lo, Natee Sirinvara vong, Brijesh Patel, Byomesh Tripathi, Shantanu Patil, and Vincent M. Figueredo, "Etiologies, Predictors, and Economic Impact of Readmis sion Within 1 Month Among Patients with Takotsubo Cardiomyopa thy," *Clinical Cardiology* 41, no. 7 (July 2018): 916–23.

4. Vincent M. Figueredo, "The Time Has Come for Physicians to Take Notice: The Impact of

Psychosocial Stressors on the Heart," *American Journal of Medicine* 122, no. 8 (2009): 704–12.

5. Dean Burnett, "Why Elderly Couples Often Die Together: The Science of Broken Hearts," *Guardian*, January 9, 2015, https://www.theguardian.com/lifeandstyle/shortcuts/2015/jan/09/why-elderly-couples-die-together-science-broken-hearts.

第三十五章　心腦連結

1. Vincent M. Figueredo, "The Time Has Come for Physicians to Take Notice: The Impact of Psychosocial Stressors on the Heart," *American Journal of Medicine* 122, no. 8 (2009): 704–12.

2. Annika Rosengren, Steven Hawken, Stephanie Ounpuu, Karen Sliwa, Mohammad Zubaid, Wael A. Almahmeed, Kathleen Ngu Blackett, Chitr Sitthi-amorn, Hiroshi Sato, Salim Yusuf, and INTERHEART investigators, "Association of Psychosocial Risk Factors with Risk of Acute Myocardial Infarction in 11,119 Cases and 13,648 Controls from 52 Countries (the INTERHEART Study): Case-Control Study," *Lancet* 364, no. 9438 (2004): 953–62.

3. Michael Miller, "Emotional Rescue: The Heart-Brain Connection," *Cerebrum* (May 2019): cer-05-19.

4. Rollin McCraty, Mike Atkinson, Dana Tomasino, and Raymond Trevor Bradley, "Th Coherent Heart: Heart–Brain Interactions, Psychophysio logical Coherence, and the Emergence of System-Wide Order," *Integral Review* 5, no. 2 (December 2009): 10–115; Tara Chand, Meng Li, Hamidreza Jamalabadi, Gerd Wagner, Anton Lord, Sarah Alizadeh, Lena V. Danyeli, Luisa Herrmann, Martin Walter, and Zumrut D. Sen, "Heart Rate Variability as an Index of Differential Brain Dynam ics at Rest and After Acute Stress Induction," *Frontiers in Neuroscience* 14 (July 2020): 645; Sarah Garfinkel, "It's an Intriguing World That Is Opening Up," *The Psychologist* 32 (January 2019): 38–41; Fred Shaffer, Rollin McCraty, and Christopher L. Zerr, "A Healthy Heart Is Not a Metronome: An Integrative Review of the Heart's Anatomy and Heart Rate Variability," *Frontiers in Psychology* 5 (2014): 1040.

5. Ali M. Alshami, "Pain: Is It All in the Brain or the Heart?," *Current Pain and Headache Reports* 23, no. 12 (November 2019): 88.

6. Sirisha Achanta, Jonathan Gorky, Clara Leung, Alison Moss, Shaina Robbins, Leonard Eisenman, Jin Chen, Susan Tappan, Maci Heal, Navid Farahani, Todd Huffman, Steve England, Zixi (Jack) Cheng, Rajanikanth Vadigepalli, and James S. Schwaber, "A Comprehensive Integrated Anatomical and Molecular Atlas of Rat Intrinsic Cardiac Nervous System," *iScience* 23, no. 6 (June 2020): 101140.

7. L. Z. Song, G. E. Schwartz, and L. G. Russek, "Heart-Focused Attention and Heart-Brain Synchronization: Energetic and Physiological Mech anisms," *Alternative Therapies in Health and Medicine* 4, no. 5 (September 1998): 44–52, 54–60, 62.

8. Björn Vickhoff, Helge Malmgren, Rickard Aström, Gunnar Nyberg, Seth-Reino Ekström, Mathias Engwall, Johan Snygg, Michael Nils son, and Rebecka Jörnsten, "Music Structure Determines Heart Rate Variability of Singers," *Frontiers in Psychology* 4 (July 2013): 334; Apit Hemakom, Katarzyna Powezka, Valentin Goverdovsky, Usman Jaffer, and Danilo P. Mandic, "Quantifying Team Cooperation Through Intrin sic Multi-Scale Measures: Respiratory and Cardiac Synchronization in Choir Singers and Surgical Teams," *Royal Society Open Access* 4, no. 12 (November 2017): 170853.

9. Julian F. Thayer and Richard D. Lane, "Claude Bernard and the Heart- Brain Connection: Further Elaboration of a Model of Neurovisceral Integration," *Neuroscience & Biobehavioral Reviews* 33, no. 2 (2009): 81–88; William James, *The Principles of Psychology* (New York: Henry Holt, 1890).

10. Hugo D. Critchley and Sarah N. Garfi "Interoception and Emotion," *Current Opinion in Psychology* 17 (April 2017): 7–14.

第三十六章　未來的心臟

1. Moo-Sik Lee, Andreas J. Flammer, Lilach O. Lerman, and Amir Lerman, "Personalized Medicine in Cardiovascular Diseases," *Korean Circula tion Journal* 42, no. 9 (2012): 583–91; F. Randy Vogenberg, Carol Isaacson Barash, and Michael Pursel, "Personalized Medicine: Part 1: Evolution and Development Into Theranostics," *Pharmacy and Therapeutics* 35, no. 10 (2010): 565–67.

2. M. Grossman, S. E. Raper, K. Kozarsky, E. A. Stein, J. F. Engelhardt, D. Muller, P. J. Lupien, and J. M. Wilson, "Successful Ex Vivo Gene Ther apy Directed to Liver in a Patient with Familial Hypercholesterolaemia," *Nature Genetics* 6, no. 4 (1994): 335–41.

3. K. Gabisonia G. Prosdocimo, G. D. Aquaro, L. Carlucci, L. Zentilin, I. Secco, H. Ali, L. Braga, N. Gorgodze, F. Bernini, S. Burchielli, C. Collesi, L. Zandonà, G. Sinagra, M. Piacenti, S. Zacchigna, R. Bussani, F. A. Recchia, and M. Giacca, "MicroRNA Therapy Stimulates Uncontrolled Cardiac Repair After Myocardial Infarction in Pigs," *Nature* 569, no. 7756 (2019): 418–22.

4. Akon Higuchi, Nien-Ju Ku, Yeh-Chia Tseng, Chih-Hsien Pan, Hsing-Fen Li, S. Suresh Kumar, Qing-Dong Ling, Yung Chang, Abdullah A. Alarfaj, Murugan A. Munusamy, Giovanni Benelli, and Kadarkarai Muruga, "Stem Cell Th apies for Myocardial Infarction in

Clinical Trials: Bioengineering and Biomaterial Aspects," *Laboratory Investigation* 97 (2017): 1167–79.

5. Shixing Huang, Yang Yang, Qi Yang, Qiang Zhao, and Xiaofeng Ye, "Engineered Circulatory Scaffolds for Building Cardiac Tissue," *Journal of Thoracic Disease* 10 (Suppl. 20; 2018): S2312–28.

6. Brendan Maher, "Tissue Engineering: How to Build a Heart," *Nature* 499 (2013): 20–22.

7. Laura Iop, Eleonora Dal Sasso, Roberta Menabò, Fabio Di Lisa, and Gino Gerosa, "The Rapidly Evolving Concept of Whole Heart Engi neering." *Stem Cells International* (2017): 8920940.

8. Frederick J. Raal, David Kallend, Kausik K. Ray, Traci Turner, Wolfgang Koenig, R. Scott Wright, Peter L. J. Wijngaard, Danielle Curcio, Mark J. Jaros, Lawrence A. Leiter, John J. P. Kastelein, and ORION-9 Investigators, "Inclisiran for the Treatment of Heterozygous Familial Hypercholesterol emia," *New England Journal of Medicine* 382, no. 16 (2020): 1520–30.

9. Kiran Musunuru, Alexandra C. Chadwick, Taiji Mizoguchi, Sara P. Garcia, Jamie E. DeNizio, Caroline W. Reiss, Kui Wang, Sowmya Iyer, Chaitali Dutta, Victoria Clendaniel, Michael Amaonye, Aaron Beach, Kathleen Berth, Souvik Biswas, Maurine C. Braun, Huei-Mei Chen, Thomas V. Colace, John D. Ganey, Soumyashree A. Gangopadhyay, Ryan Garrity, Lisa N.

Kasiewicz, Jennifer Lavoie, James A. Madsen, Yuri Matsumoto, Anne Marie Mazzola, Yusuf S. Nasrullah, Joseph Nneji, Huilan Ren, Athul Sanjeev, Madeleine Shay, Mary R. Stahley, Steven H. Y. Fan, Ying K. Tam, Nicole M. Gaudelli, Giuseppe Ciaramella, Leslie E. Stolz, Padma Malyala, Christopher J. Cheng, Kallanthottathil Rajeev, Ellen Rohde, Andrew M. Bellinger, and Sekar Kathiresan, "In Vivo CRISPR Base Editing of PCSK9 Durably Lowers Cholesterol in Primates," *Nature* 593, no. 7859 (2021): 429–34.

10. U. Kei Cheang and Min Jun Kim, "Self-Assembly of Robotic Micro- and Nanoswimmers Using Magnetic Nanoparticles," *Journal of Nanoparticle Research* 17 (2015): 145; Jiangfan Yu, Ben Wang, Xingzhou Du, Qianqian Wang, and Li Zhang, "Ultra-Extensible Ribbon-Like Magnetic Micros- warm," *Nature Communications* 9, no. 1 (2018): 3260.

11. Eugenio Cingolani, Joshua I. Goldhaber, and Eduardo Marbán, "Next- Generation Pacemakers: From Small Devices to Biological Pacemakers," *Nature Reviews Cardiology* 15, no. 3 (2018): 139–50.

12. Irene Fernández-Ruiz, "Breakthrough in Heart Xenotransplantation," *Nature Reviews Cardiology* 16, no. 2 (February 2019): 69; Martha Längin Tanja Mayr, Bruno Reichart, Sebastian Michel, Stefan Buchholz, Sonja Guethoff, Alexey Dashkevich, Andrea Baehr, Stephanie Egerer, Andreas Bauer, Maks Mihalj, Alessandro Panelli, Lara Issl, Jiawei Ying,

Ann Kathrin Fresch, Ines Buttgereit, Maren Mokelke, Julia Radan, Fabian Werner, Isabelle Lutzmann, Stig Steen, Trygve Sjöberg, Audrius Paskev icius, Liao Qiuming, Riccardo Sfriso, Robert Rieben, Maik Dahlhoff, Barbara Kessler, Elisabeth Kemter, Mayulko Kurome, Valeri Zakhart chenko, Katharina Klett, Rabea Kingel, Christian Kupatt, Almuth Falkenau, Simone Reu, Reinhrad Ellgass, Rudolf Herzog, Uli Binder, Günter Wich, Arne Skerra, David Ayares, Alexander Kind, Uwe Schön mann. Franz-Josef Kaup, Christain Hagl, Eckhard Wolf, Nikolai Kly muk, Paolo Brenner, and Jan-Michael Abicht, "Consistent Success in Life-Supporting Porcine Cardiac Xenotransplantation," *Nature* 564, no. 7736 (2018): 430–33.

13. Matteo Pettinari, Emiliano Navarra, Philippe Noirhomme, and Herbert Gutermann, "The State of Robotic Cardiac Surgery in Europe," *Annals of Cardiothoracic Surgery* 6, no. 1 (2017): 1–8.

參考書目

Achanta, Sirisha, Jonathan Gorky, Clara Leung, Alison Moss, Shaina Robbins, Leonard Eisenman, Jin Chen, Susan Tappan, Maci Heal, Navid Farahani, Todd Huffman, Steve England, Zixi (Jack) Cheng, Rajanikanth Vadige palli, and James S Schwaber. "A Comprehensive Integrated Anatomical and Molecular Atlas of Rat Intrinsic Cardiac Nervous System," *iScience* 23, no. 6 (June 2020): 101140. https://doi.org/10.1016/j.isci.2020.101140.

Allam, Adel H., Randall C. Thompson, L. Samuel Wann, Michael I. Miy amoto, and Gregory S. Thomas. "Computed Tomographic Assessment of Atherosclerosis in Ancient Egyptian Mummies," *JAMA* 302, no. 19 (November 2009): 2091–94.

Alshami, Ali M. "Pain: Is It All in the Brain or the Heart?," *Current Pain and Headache Reports* 23, no. 12 (November 2019): 88.

American College of Cardiology. "Cover Story | Health Disparities and Social Determinants of Health: Time for Action." June 11, 2020. https://www.acc.org/latest-in-cardiology/articles/2020/06/01/12/42/cover-story-health-disparities-and-social-determinants-of-health-time-for-action.

American Heart Association. "Championing Health Equity for All." April 2022. https://www.heart.org/en/about-us/2024-health-equity-impact-goal.

——. “The Facts About Women and Heart Disease.” updated April 2022. https://www.goredforwomen.org/en/about-heart-disease-in-women/facts.

——. “Recommendations for Physical Activity in Adults and Kids.” last reviewed April 18, 2018. https://www.heart.org/en/healthy-living/fitness/fitness-basics/aha-recs-for-physical-activity-in-adults.

Antonakoudis, G., L. Poulimenos, K. Kifnidis, C. Zouras, and H. Anton akoudis. “Blood Pressure Control and Cardiovascular Risk Reduction,” *Hippokratia* 11, no. 3 (July 2007): 114–19.

Aquilina, O. “A Brief History of Cardiac Pacing,” *Images in Paediatric Cardiol ogy* 8, no. 2 (April–June 2006): 17–81.

Arráez-Aybar, Luis-Alfonso, Pedro Navia-Álvarez, Talia Fuentes-Redondo, and José-L. Bueno-López. “Thomas Willis, a Pioneer in Translational Research in Anatomy (on the 350th Anniversary of Cerebri Anatome),” *Journal of Anatomy* 226, no. 3 (March 2015): 289–300.

Barclay, Katie. “Dervorgilla of Galloway (abt 1214–abt 1288).” *Women's History Network.* August 15,2010.https://womenshistorynetwork.org/dervorgilla-of-galloway-abt-1214-abt-1288/.

Bassett, Molly H. *The Fate of Earthly Things: Aztec Gods and God-Bodies*. Austin: University of Texas Press, 1980.

Bendersky, Gordon. “The Olmec Heart Effigy: Earliest Image of the Human Heart,” *Perspectives in Biology and Medicine* 40, no. 3 (Spring 1997): 348–61. Bianucci, Raffaella, Robert D. Loynes, M. Linda Sutherland, Rudy Lallo, Gemma L. Kay, Philippe Froesch, Mark J. Pallen, Philippe Charlier, and Andreas G. Nerlich. “Forensic Analysis Reveals Acute Decompensation of Chronic Heart Failure in a 3500-Year-Old Egyptian Dignitary," *Journal of Forensic Sciences* 61, no. 5 (September 2016): 1378–81.

Bishop, Timothy, and Vincent M. Figueredo. "Hypertensive Therapy: Attack ing the Renin-Angiotensin System," *Western Journal of Medicine* 175, no. 2 (August 2001): 119–24.

Burnett, Dean. "Why Elderly Couples Often Die Together: The Science of Broken Hearts." *Guardian*, January 9, 2015. https://www.theguardian.com/lifeandstyle/shortcuts/2015/jan/09/why-elderly-couples-die-together-science-broken-hearts.

Cambiaghi, Marco, and Heidi Hausse. "Leonardo da Vinci and His Study of the Heart," *European Heart Journal* 40, no. 23 (2019): 1823–26.

Camporesi, Piero. *The Incorruptible Flesh: Bodily Mutation and Mortification in Religion and Folklore*. New York: Cambridge University Press, 1988.

Centers for Disease Control and Prevention. "Disparities in Premature Deaths from Heart Disease." February 19, 2004. https://www.cdc.gov/mmwr/preview/mmwrhtml/mm5306a2.htm.

——. "Heart Disease Facts." February 7, 2022. https://www.cdc.gov/heart disease/facts.htm.

——. "Preventing 1 Million Heart Attacks and Strokes." September 6, 2018. https://www.cdc.gov/vitalsigns/million-hearts/.

Chand Tara, Meng Li, Hamidreza Jamalabadi, Gerd Wagner, Anton Lord, Sarah Alizadeh, Lena V. Danyeli, Luisa Herrmann, Martin Walter, and Zumrut D. Sen. "Heart Rate Variability as an Index of Differential Brain Dynamics at Rest and After Acute Stress Induction," *Frontiers in Neurosci ence* 14

(July 2020): 645.

Cheang, U. Kei, and Min Jun Kim. "Self-Assembly of Robotic Micro- and Nanoswimmers Using Magnetic Nanoparticles," *Journal of Nanoparticle Research* 17 (2015): 145.

Cingolani, Eugenio, Joshua I. Goldhaber, and Eduardo Marbán. "Next- Generation Pacemakers: From Small Devices to Biological Pacemakers," *Nature Reviews Cardiology* 15, no. 3 (2018): 139–50.

Coding in Tune. "Most Used Words in Lyrics by Genre." April 2018. https:// codingintune.com/2018/04/09/statistics-most-used-words-in-lyrics-by-genre/.

Coe, Michael D., and Rex Koontz. *Mexico: From the Olmecs to the Aztecs*. London: Thames & Hudson, 2008.

Cohn, Lawrence H. "Fifty Years of Open-Heart Surgery," *Circulation* 107, no. 17 (2003): 2168–70.

Connelly, Dawn. "A History of Aspirin. *Pharmaceutical Journal*. September 2014. https:// pharmaceutical-journal.com/article/infographics/a-history-of-aspirin. Conradt, Stacey. "Mary Shelley's Favorite Keepsake: Her Dead Husband's Heart." *Mental Floss*. July 8, 2015. https://www.mentalfl m/article/65624/mary-shelleys-favorite-keepsake-her-dead-husbands-heart.

Critchley Hugo D., and Sarah N. Garfinkel. "Interoception and Emotion," *Currnet Opinion in Psychology* 17 (April 2017): 7–14.

Dalley, Stephanie. *Myths from Mesopotamia: Creation, the Flood, Gilgamesh, and Others*. Oxford: Oxford University Press, 1989.

Diaz Del Castillo, Bernal. *Th True History of the Conquest of New Spain*. London: Penguin Classics,

2003.

Díaz-Navarro, Rienzi. "Takotsubo Syndrome: The Broken-Heart Syndrome," *British Journal of Cardiology* 28 (2021): 30–34.

Edriss, Hawa, Brittany N. Rosales, Connie Nugent, Christian Conrad, and Kenneth Nugent. "Islamic Medicine in the Middle Ages," *American Jour nal of the Medical Sciences* 354, no. 3 (September 2017): 223–29.

Emery, Michael S., and Richard J. Kovacs. "Sudden Cardiac Death in Athletes," *JACC Heart Failure* 6, no. 1 (2018): 30–40.

Enos, W. F., R. H. Holmes, and J. Beyer. "Coronary Disease Among United States Soldiers Killed in Action in Korea: Preliminary Report," *JAMA* 152, no. 12 (1953): 1090–93.

Faulkner, Raymond Oliver. *The Ancient Egyptian Book of the Dead.* London: British Museum Press, 2010.

Fernández-Ruiz, Irene. "Breakthrough in Heart Xenotransplantation," *Nature Reviews Cardiology* 16, no. 2 (February 2019): 69.

Ferrari, Roberto, Cristina Balla, and Alessandro Fucili. "Heart Failure: An Historical Perspective," *European Heart Journal Supplements* 18 (Suppl. G, 2016): G3–G10.

Figueredo, Vincent M. "The Time Has Come for Physicians to Take Notice: The Impact of Psychosocial Stressors on the Heart," *American Journal of Medicine* 122, no. 8 (2009): 704–12.

Fuchs, Thomas. *Mechanization of the Heart: Harvey and Descartes.* Rochester, NY: University of

Rochester Press, 2001.

Fye, W. Bruce. "A History of the Origin, Evolution, and Impact of Electrocar diography," *American Journal of Cardiology* 73, no. 13 (1994): 937–49.

——. "Profiles in Cardiology: René Descartes," *Clinical Cardiology* 26, no. 1 (2003): 49–51.

Gabisonia K., G. Prosdocimo, G. D. Aquaro, L. Carlucci, L. Zentilin, I. Secco, Ali, L. Braga, N. Gorgodze, F. Bernini, S. Burchielli, C. Collesi, L. Zandonà, G. Sinagra, M. Piacenti, S. Zacchigna, R. Bussani, F. A. Recchia, and M. Giacca. "MicroRNA Therapy Stimulates Uncontrolled Cardiac Repair After Myocardial Infarction in Pigs," *Nature* 569, no. 7756 (2019): 418–22.

Garfinkel, Sarah. "It's an Intriguing World That Is Opening Up," *The Psycholo gist* 32 (January 2019): 38–41.

Global Observatory on Donation and Transplantation. "Total Heart." April 3, 2022. http://www.transplant-observatory.org/data-charts-and-tables/chart/.

Go, Alan S., Dariush Mozaffarian, Véronique L. Roger, Emelia J. Benjamin, Jarett D. Berry, William B. Borden, Dawn M. Bravata, Shifan Dai, Earl S. Ford, Caroline S. Fox, Sheila Franco, Heather J. Fullerton, Cathleen Gillespie, Susan M. Hailpern, John A. Heit, Virginia J. Howard, Mark D. Huffman, Brett M. Kissela, Steven J. Kittner, Daniel T. Lackland, Judith H. Lichtman, Lynda D. Lisabeth, David Magid, Gregory M. Marcus, Ariane Marelli, David B. Matchar, Darren K. McGuire, Emile R. Mohler, Claudia S. Moy, Michael E. Mussolino, Graham Nichol, Nina P. Paynter, Pamela

J. Schreiner, Paul D. Sorlie, Joel Stein, Tanya N. Turan, Salim S. Virani, Nathan D. Wong, Daniel

Woo, and Melanie B. Turner. "Heart Disease and Stroke Statistics—2013 Update: A Report from the American Heart Association," *Circulation* 127, no. 1 (January 2013): e6–e245.

Grossman M., S. E. Raper, K. Kozarsky, E. A. Stein, J. F. Engelhardt, D. Muller, P. J. Lupien, and J. M. Wilson. "Successful Ex Vivo Gene Therapy Directed to Liver in a Patient with Familial Hypercholesterolaemia," *Nature Genetics* 6, no. 4 (1994): 335–41.

Hajar, Rachel. "Al-Razi: Physician for All Seasons," *Heart Views* 6, no. 1 (2005): 39–43.

——. "Coronary Heart Disease: From Mummies to 21st Century," *Heart Views* 18, no. 2 (2017): 68–74.

Harris, C. R. S. *The Heart and Vascular System in Ancient Greek Medicine: From Alcmaeon to Galen.* Oxford: Oxford University Press, 1973.

Haverford College, Intro to Environmental Anthropology Class. "The Gwich'in People: Caribou Protectors." December 2021. https://anthro281.netlify.app.

Heberden, William. "Some Account of a Disorder of the Breast," *Medical Transactions. The Royal College of London* 2 (1772): 59–67.

Hemakom, Apit, Katarzyna Powezka, Valentin Goverdovsky, Usman Jaffer, and Danilo P. Mandic. "Quantifying Team Cooperation Through Intrinsic Multi-Scale Measures: Respiratory and Cardiac Synchronization in Choir Singers and Surgical Teams," *Royal Society Open Access* 4, no. 12 (November 2017): 170853.

Herrick, James B. "Clinical Features of Sudden Obstruction of the Coronary Arteries," *JAMA* 59 (1912):

2015–20.

Higuchi, Akon, Nien-Ju Ku, Yeh-Chia Tseng, Chih-Hsien Pan, Hsing-Fen Li, S. Suresh Kumar, Qing-Dong Ling, Yung Chang, Abdullah A. Alarfaj, Murugan A. Munusamy, Giovanni Benelli, and Kadarkarai Muruga. "Stem Cell Therapies for Myocardial Infarction in Clinical Trials: Bioengineering and Biomaterial Aspects," *Laboratory Investigation* 97 (2017): 1167–79.

Huang, Shixing, Yang Yang, Qi Yang, Qiang Zhao, and Xiaofeng Ye. "Engineered Circulatory Scaffolds for Building Cardiac Tissue," *Journal of Thoracic Disease* 10 (Suppl. 20, 2018): S2312–28.

Iop, Laura, Eleonora Dal Sasso, Roberta Menabò, Fabio Di Lisa, and Gino Gerosa. "The Rapidly Evolving Concept of Whole Heart Engineering," *Stem Cells International* (2017): 8920940.

James, William. *The Principles of Psychology.* New York: Henry Holt, 1890. Jayaram, V. "The Meaning and Significance of Heart in Hinduism." 2019. https://www.hinduwebsite.com/hinduism/essays/the-meaning-and-significance-of-heart-in-hinduism.asp.

Kalin,Adi. "Frau Minnehatsichgutgehalten." *NZZ.* November 25,2009.https:// www.nzz.ch/frau_minne_hat_sich_gut_gehalten-ld.930946?reduced=true.

Keller Andreas, Angela Graefen, Markus Ball, Mark Matzas, Valesca Bois guerin, Frank Maixner, Petra Leidinger, Christina Backes, Rabab Khairat, Michael Forster, Björn Stade, Andre Franke, Jens Mayer, Jessica Spangler, Stephen McLaughlin, Minita Shah, Clarence Lee, Timothy T. Harkins, Alexander Sartori, Andres Moreno-Estrada, Brenna Henn, Martin Sikora, Ornella Semino, Jacques Chiaroni, Siiri Roostsi, Natalie M. Myres, Vicente M. Cabrera, Peter A. Underhill, Carlos D. Bustamante,

Eduard Egarter Vigl, Marco Samadelli, Giovanna Cipollini, Jan Haas, Hugo Katus, Brian D. O'Connor, Marc R. J. Carlson, Benjamin Meder, Nikolaus Blin, Eck art Meese, Carsten M. Pusch, and Albert Zink. "New Insights Into the Tyrolean Iceman's Origin and Phenotype as Inferred by Whole-Genome Sequencing," *Nature Communications* 3 (February 2012): 698.

King, Edmund. "Arthur Coga's Blood Transfusion (1667)." *Public Domain Review*. April 15, 2014. https://publicdomainreview.org/collection/arthur-coga-s-blood-transfusion-1667.

King, Helen. *Greek and Roman Medicine.* London: Bristol Classical Press, 2001.

Längin, Martha, Tanja Mayr, Bruno Reichart, Sebastian Michel, Stefan Buch holz, Sonja Guethoff, Alexey Dashkevich, Andrea Baehr, Stephanie Egerer, Andreas Bauer, Maks Mihalj, Alessandro Panelli, Lara Issl, Jiawei Ying, Ann Kathrin Fresch, Ines Buttgereit, Maren Mokelke, Julia Radan, Fabian Werner, Isabelle Lutzmann, Stig Steen, Trygve Sjöberg, Audrius Paskev icius, Liao Qiuming, Riccardo Sfriso, Robert Rieben, Maik Dahlhoff, Barbara Kessler, Elisabeth Kemter, Mayulko Kurome, Valeri Zakhartch enko, Katharina Klett, Rabea Kingel, Christian Kupatt, Almuth Falkenau, Simone Reu, Reinhrad Ellgass, Rudolf Herzog, Uli Binder, Günter Wich, Arne Skerra, David Ayares, Alexander Kind, Uwe Schönmann, Franz-Josef Kaup, Christain Hagl, Eckhard Wolf, Nikolai Klymuk, Paolo Brenner, and Jan-Michael Abicht. "Consistent Success in Life-Supporting Porcine Cardiac Xenotransplantation," *Nature* 564, no. 7736 (2018): 430–33.

Lee, Moo-Sik, Andreas J. Flammer, Lilach O. Lerman, and Amir Lerman. "Personalized Medicine in Cardiovascular Diseases," *Korean Circulation Journal* 42, no. 9 (September 2012): 583–91.

Lillehei, C. W. "The Society Lecture. European Society for Cardiovascu lar Surgery Meeting, Montpellier, France, September 1992. The Birth of Open-Heart Surgery: Then the Golden Years," *Cardiovascular Surgery* 2, no. 3 (1994): 308–17.

Loukas Marios, Pamela Clarke, R. Shane Tubbs, and Th os Kapos. "Raymond de Vieussens," *Anatomical Science International* 82, no. 4 (2007): 233–36.

Ma, Xiaoya, Peiyun Cong, Xianguang Hou, Gregory D. Edgecombe, and Nicholas J. Strausfeld. "An Exceptionally Preserved Arthropod Cardiovascular System from the Early Cambrian," *Nature Communications* 5 (2014): 3560.

Maas A. H. E. M., and Y. E. A. Appelman. "Gender Differences in Coronary Heart Disease," *Netherlands Heart Journal* 18, no. 12 (December 2010): 598–602.

Macrobius, Ambrosius Aurelius Theodosius. *Seven Books of the Saturnalia.* accessed April 2022. https://www.loc.gov/item/2021667911/.

Mafart, Bertrand. "Post-Mortem Ablation of the Heart: A Medieval Funerary Practice. A Case Observed at the Cemetery of Ganagobie Priory in the French Department of Alpes De Haute Provence," *International Journal of Osteoarchaeology* 14, no. 1 (2004): 67–73.

Maffie, James. "Aztec Philosophy." *Internet Encyclopedia of Philosophy.* April 3, 2022. https://iep.utm.edu/aztec-philosophy/.

Maher, Brendan. "Tissue Engineering: How to Build a Heart," *Nature* 499 (2013): 20–22.

McCraty Rollin, Mike Atkinson, Dana Tomasino, and Raymond Trevor Bradley. "The Coherent Heart:

Heart–Brain Interactions, Psychophysio logical Coherence, and the Emergence of System-Wide Order," *Integral Review* 5, no. 2 (December 2009): 10–115.

McNamara, J. J., M. A. Molot, J. F. Stremple, and R. T. Cutting. "Coronary Artery Disease in Combat Casualties in Vietnam," *JAMA* 216, no. 7 (1971): 1185–87.

Miller, Michael. "Emotional Rescue: The Heart-Brain Connection," *Cerebrum* (May 2019): cer-05-19.

Miller, T. Christian. "A History of the Purple Heart." *NPR*. September 2010. https://www.npr.org/templates/story/story.php?storyId=129711544.

Miner, Jonathan, and Adam Hoffhines. "The Discovery of Aspirin's Anti- thrombotic Effects," *Texas Heart Journal* 34, no. 2 (2007): 179–86.

Modelli, Manoel E. S., Aurea S. Cherulli, Lenora Gandolfi, and Riccardo Pratesi. "Atherosclerosis in Young Brazilians Suffering Violent Deaths: A Pathological Study," *BMC Research Notes* 4 (2011): 531.

Montinari, Maria Rosa, and Sergio Minelli. "The First 200 Years of Cardiac Auscultation and Future Perspectives," *Journal of Multidisciplinary Health care* 12 (2019): 183–89.

Musunuru, Kiran, Alexandra C. Chadwick, Taiji Mizoguchi, Sara P. Garcia, Jamie E. DeNizio, Caroline W. Reiss, Kui Wang, Sowmya Iyer, Chaitali Dutta, Victoria Clendaniel, Michael Amaonye, Aaron Beach, Kathleen Berth, Souvik Biswas, Maurine C. Braun, Huei-Mei Chen, Th mas V. Colace, John D. Ganey, Soumyashree A. Gangopadhyay, Ryan Garrity, Lisa N. Kasiewicz, Jennifer Lavoie, James A. Madsen, Yuri Matsumoto, Anne Marie Mazzola, Yusuf S. Nasrullah, Joseph Nneji, Huilan Ren, Athul

San jeev, Madeleine Shay, Mary R. Stahley, Steven H. Y. Fan, Ying K. Tam, Nicole M. Gaudelli, Giuseppe Ciaramella, Leslie E. Stolz, Padma Malyala, Christopher J. Cheng, Kallanthottathil G. Rajeev, Ellen Rohde, Andrew M. Bellinger, and Sekar Kathiresan. "In Vivo CRISPR Base Editing of PCSK9 Durably Lowers Cholesterol in Primates," *Nature* 593, no. 7859 (2021): 429–34.

Nature Editors. "Samuel Siegfried Karl von Basch (1837–1905)," *Nature* 140 (1937): 393–94.

Neferet, Amentet. *Ancient Egyptian Dictionary.* accessed December 2021. https://seshkemet.weebly.com/dictionary.html.

Nunn, John F. *Ancient Egyptian Medicine.* London: British Museum Press, 1996.

Obrastzow, W. P., and N. D. Staschesko. "Zur Kenntnissder Thrombose der Coronararterien des Herzens," *Zeitschrift für klinische Medizin* 71 (1910): 12.

O'Rourke Boyle, Marjorie. "Aquinas's Natural Heart," *Early Science and Medicine* 18, no. 3 (2013): 266–90.

——. *Cultural Anatomies of the Heart in Aristotle, Augustine, Aquinas, Calvin, and Harvey.* London: Palgrave Macmillan, 2018.

Patwardhan, Kishor. "The History of the Discovery of Blood Circulation: Unrecognized Contributions of Ayurveda Masters," *Advances in Physiology Education* 36, no. 2 (2012): 77–82.

Paul. "Door 23: The Heart of a King." *Geological Society of London* (blog). Decem ber 23, 2014. https://blog.geolsoc.org.uk/2014/12/23/the-heart-of-a-king/.

Perciaccante A., M. A. Riva, A. Coralli, P. Charlier, and R. Bianucci. "The Death of Balzac (1799–1850) and the Treatment of Heart Failure During the Nineteenth Century," *Journal of Cardiac Failure* 22, no. 11 (2016): 930–33. Pettinari, Matteo, Emiliano Navarra, Philippe Noirhomme, and Herbert Gutermann. "The State of Robotic Cardiac Surgery in Europe," *Annals of Cardiothoracic Surgery* 6, no. 1 (2017): 1–8.

Prieto, Gabriel, John W. Verano, Nicolas Goepfert, Douglas Kennett, Jeffrey Quilter, Steven LeBlanc, Lars Fehren-Schmitz, Jannine Forst, Mellisa Lund, Brittany Dement, Elise Dufour, Olivier Tombret, Melina Calmon, Davette Gadison, and Khrystyne Tschinkel. "A Mass Sacrifice of Children and Camelids at the Huanchaquito-Las Llamas Site, Moche Valley, Peru," *PLoS One* 14, no. 3 (2019): e0211691.

Raal, Frederick J., David Kallend, Kausik K. Ray, Traci Turner, Wolfgang Koe nig, R. Scott Wright, Peter L. J. Wijngaard, Danielle Curcio, Mark J. Jaros, Lawrence A. Leiter, John J. P. Kastelein, and ORION-9 Investigators. "Inclisiran for the Treatment of Heterozygous Familial Hypercholesterol emia," *New England Journal of Medicine* 382, no. 16 (2020): 1520–30.

Ranhel, André Silva, and Evandro Tinoco Mesquita. "The Middle Ages Con tributions to Cardiovascular Medicine," *Brazilian Journal of Cardiovascular Surgery* 31, no. 2 (April 2016): 163–70.

Reveron, Rafael Romero. "Herophilus and Erasistratus, Pioneers of Human Anatomical Dissection," *Vesalius* 20, no. 1 (2014): 55–58.

Roguin, Ariel. "Rene Theophile Hyacinthe Laënnec (1781–1826): The Man Behind the Stethoscope,"

Clinical Medicine and Research 4, no. 3 (2006): 230–35.

Rosengren Annika, Steven Hawken, Stephanie Ounpuu, Karen Sliwa, Mohammad Zubaid, Wael A. Almahmeed, Kathleen Ngu Blackett, Chitr Sitthi-amorn, Hiroshi Sato, Salim Yusuf, and INTERHEART investigators. "Association of Psychosocial Risk Factors with Risk of Acute Myocar dial Infarction in 11119 Cases and 13648 Controls from 52 Countries (the INTERHEART study): Case-Control Study," *Lancet* 364, no. 9438 (2004): 953–62.

Roser, Max, Esteban Ortiz-Ospina, and Hannah Ritchie. "Life Expec tancy." *Our World in Data.* October 2019. https://ourworldindata.org/life-expectancy.

Sakatani, Kaoru. "Concept of Mind and Brain in Traditional Chinese Medi cine," *Data Science Journal* 6 (Suppl., 2007): S220–24.

Sanders, N. K. *The Epic of Gilgamesh.* London: Penguin Books, 1972.

Shaffer Fred, Rollin McCraty, and Christopher L. Zerr. "A Healthy Heart Is Not a Metronome: An Integrative Review of the Heart's Anatomy and Heart Rate Variability," *Frontiers in Psychology* 5 (2014): 1040.

Shah, Mahek, Pradhum Ram, Kevin Bryan U. Lo, Natee Sirinvaravong, Brijesh Patel, Byomesh Tripathi, Shantanu Patil, and Vincent M. Figueredo. "Etiologies, Predictors, and Economic Impact of Readmission Within 1 Month Among Patients with Takotsubo Cardiomyopathy," *Clinical Cardi ology* 41, no. 7 (July 2018): 916–23.

Silverman, Mark E. "Andreas Vesalius and de Humani Corporis Fabrica," *Clinical Cardiology* 14

(1991): 276–79.

Slights, William W. E. "The Narrative Heart of the Renaissance," *Renaissance and Reformation* 26, no. 1 (2002): 5–23.

Song, L. Z., G. E. Schwartz, and L. G. Russek. "Heart-Focused Attention and Heart-Brain Synchronization: Energetic and Physiological Mecha nisms," *Alternative Therapies in Health and Medicine* 4, no. 5 (September 1998): 44–52, 54–60, 62.

Specktor, Brandon. "Evolution Turned This Fish Into a 'Penis with a Heart.' Here's How." *Live Science*. August 3, 2020. https://www.livescience.com/anglerfish-fusion-sex-immune-system.html.

Sturlason, Snorre. *Heimskringla—The Norse King Sagas*. Redditch, UK: Read Books, 2008.

Swann, Jeremy B., Stephen J. Holland, Malte Petersen, Theodore W. Pietsch, and Thomas Boehm. "The Immunogenetics of Sexual Parasitism," *Science* 369, no. 6511 (2020): 1608–15.

Thayer Julian F., and Richard D. Lane. "Claude Bernard and the Heart-Brain Connection: Further Elaboration of a Model of Neurovisceral Integration," *Neuroscience & Biobehavioral Reviews* 33, no. 2 (2009): 81–88.

Th mpson Randall C., Adel H. Allam, Guido P. Lombardi, L. Samuel Wann, M. Linda Sutherland, James D. Sutherland, Muhammad Al-Tohamy Soliman, Bruno Frohlich, David T. Mininberg, Janet M. Monge, Clide M. Vallodolid, Samantha L. Cox, Gomaa Abd el-Maksoud, Ibrahim Badr, Michael I. Miy amoto, Abd el-Halim Nur el-din, Jagat Narula, Caleb E. Finch, and Gregory S.Thmas. "Atherosclerosis Across 4000 Years of Human History: Th Horus Study of Four Ancient

Populations," *Lancet* 381, no. 9873 (2013): 1211–22.

Tofield, A. "Hikaru Sato and Takotsubo Cardiomyopathy," *European Heart Journal* 37, no. 37 (October 2016): 2812.

Toro, Ross. *Leading Causes of Death in the US: 1900–Present* (Infographic). July 1, 2012. https://www.livescience.com/21213-leading-causes-of-death-in-the-u-s-since-1900-infographic.html.

Veith, Ilza. *Huang Ti Nei Ching Su Wen: The Yellow Emporer's Classic of Internal Medicine.* Baltimore, MD: Williams & Wilkins, 1949.

U.S. Department of Health and Human Services. "Heart Disease and African Americans." January 31, 2022. https://minorityhealth.hhs.gov/omh/browse.aspx?lvl=4&lvlid=19.

Vickhoff, Björn, Helge Malmgren, Rickard Aström, Gunnar Nyberg, Seth- Reino Ekström, Mathias Engwall, Johan Snygg, Michael Nilsson, and Rebecka Jörnsten. "Music Structure Determines Heart Rate Variability of Singers," *Fronties in Psychology* 4 (July 2013): 334.

Vinken, Pierre. "How the Heart Was Held in Medieval Art," *Lancet* 358, no. 9299 (2001): 2155–57.

Vogenberg, F. Randy, Carol Isaacson Barash, and Michael Pursel. "Person alized Medicine: Part 1: Evolution and Development Into Theranostics," *Pharmacy and Therapeutics* 35, no. 10 (2010): 565–67.

Wasfy, Meagan M., Adolph M. Hutter, and Rory B. Weiner. "Sudden Cardiac Death in Athletes," *Methodist Debakey Cardiovascular Journal* 12, no. 2 (2016): 76–80.

Webb, Heather. *The Medieval Heart.* New Haven, CT: Yale University Press, 2010.

West, John B. “Marcello Malpighi and the Discovery of the Pulmonary Capillaries and Alveoli,” *American Journal of Physiology, Lung Cellular and Molecular Physiology* 304, no. 6 (2013): L383–90.

World Health Organization. “Cardiovascular Diseases.” June 2021. https://www.who.int/news-room/fact-sheets/detail/cardiovascular-diseases-(cvds).

——. “Hypertension.” August 25, 2021. https://www.who.int/news-room/fact-sheets/detail/hypertension.

——. “The Top 10 Causes of Death.” December 2020. https://www.who.int/news-room/fact-sheets/detail/the-top-10-causes-of-death.

Yu, Jiangfan, Ben Wang, Xingzhou Du, Qianqian Wang, and Li Zhang. “Ultra-Extensible Ribbon-Like Magnetic Microswarm,” *Nature Commu nications* 9, no. 1 (2018): 3260.

Zysk, Kenneth G. *Religious Medicine: History and Evolution of Indian Medicine.* London: Transaction, 1993.

延伸閱讀

書籍

Acierno, Louis J. "Physical Examination." In *The History of Cardiology*, 447–492. London: Parthenon, 1994.

Amidon, Stephen, and Thomas Amidon. *The Sublime Engine: A Biography of the Human Heart*. New York: Rodale, 2011.

Boyadjian, N. *Th Heart: Its History, Its Symbolism, Its Iconography and Its Diseases*. Antwerp: Esco, 1985.

Celsus, A. Cornelius. *On Medicine, Volume I: Books 1–4*. trans. W. G. Spencer. Cambridge, MA: Harvard University Press, 1935.

Dunn, Rob. *The Man Who Touched His Own Heart: True Tales of Science, Surgery, and Mystery*. New York: Little, Brown, 2015.

Fishman, Alfred P., and Dickinson W. Richards. *Circulation of the Blood: Men and Ideas*. New York: Springer, 1982.

Forrester, James. *The Heart Healers: The Misfits, Mavericks, and Rebels Who Cre- ated the Greatest*

Medical Breakthrough of Our Lives. New York: St. Martin's Press, 2015.

Harvey, William. *An Anatomical Disquisition on the Motion of the Heart and Blood in Animals.* trans. Robert Willis. London: Dent, 1907.

Homer. *The Iliad*. London: Penguin Classics, 1998.

Høystad, Ole M. *A History of the Heart*. London: Reaktion, 2007.

Jauhar, Sandeep. *Heart: A History*. New York: Farrar, Straus, and Giroux, 2018. Larrington, Carolyne. *The Poetic Edda*. Oxford: Oxford World's Classics, 1936. Lloyd, G. E. R. *Hippocratic Writings*. London: Penguin, 1978.

McCrae, Donald. *Every Second Counts: The Race to Transplant the First Human Heart*. New York: Putnam, 2006.

Monagan, David. *Journey Into the Heart: A Tale of Pioneering Doctors and Their Race to Transform Cardiovascular Medicine*. New York: Gotham, 2007.

Slights, William W. E. *The Heart in the Age of Shakespeare*. New York: Cam bridge University Press, 2008.

Smith, J. V. C., ed. *The Boston Medical and Surgical Journal. Volume XXVII*. Boston: D. Clapp Jr., 1843.

Smith, Michael E. *The Aztecs*. Malden, MA: Blackwell, 2003.

Warraich, Haider. *State of the Heart: Exploring the History, Science, and Future of Cardiac Disease*.

New York: St. Martin’s Press, 2019.

文章

Aird, W. C. “Discovery of the Cardiovascular System: From Galen to William Harvey,” *Journal of Thrombosis Haemostasis* 9 (2011): 118–29.

Al Ghatrif, Majd, and Joseph Lindsay. “A Brief Review: History to Under stand Fundamentals of Electrocardiography,” *Journal of Community Hospi- tal Internal Medicine Perspectives* 2, no. 1 (2012): 14383.

Benjamin, Emelia J., et al. “Heart Disease and Stroke Statistics—2018 Update: A Report from the American Heart Association,” *Circulation* 137 (2018): e67–e492.

Besser, Michael. “Galen and the Origins of Experimental Neurosurgery,” *Austin Journal of Surg*ery 1, no. 2 (2014): 1009.

Boon, Brigitte. “Leonardo da Vinci on Atherosclerosis and the Function of the Sinuses of Valsalva,” *Netherlands Heart Journal* 17, no. 12 (2009): 496–99.

Braunwald, Eugene. “Cardiology: The Past, the Present, and the Future,” *JAMA* 42, no. 12 (2003): 2031.

Cooley, Denton A. “Some Thoughts About the Historical Events That Led to the First Clinical Implantation of a Total Artificial Heart,” *Texas Heart Institute Journal* 40 (2013): 117–19.

Eknoyan, Garabed. "Emergence of the Concept of Cardiovascular Disease," *Advances in Chronic Kidney Disease* 11, no. 3 (2004): 304–9.

Forssmann-Falck, Renate. "Werner Forssmann: A Pioneer of Cardiology," *American Journal of Cardiology* 79 (1997): 651–60.

French, R. K. "The Thorax in History. 1. From Ancient Times to Aristotle," *Thorax* 33 (1978): 10–18.

French, R. K. "The Thorax in History. 2. Hellenistic Experiment and Human Dissection," *Thorax* 33 (1978): 153–66.

Fye, W. Bruce. "Lauder Brunton and Amyl Nitrite: A Victorian Vasodilator," *Circulation* 74 (1986): 222–29.

Ghosh, Sanjib K. "Human Cadaveric Dissection: A Historical Account from Ancient Greece to the Modern Era," *Anatomy & Cell Biol*ogy 48, no. 3 (2015): 153–69.

Gilbert, N. C. "History of the Treatment of Coronary Heart Disease," *JAMA* 148, no. 16 (1952): 1372–76.

Hajar, Rachel. "The Pulse in Ancient Medicine—Part 1," *Heart Views* 19 (2018): 36–43.

Heron, Melonie. "Deaths: Leading Causes for 2017," *National Vital Statistics Reports* 68, no. 6 (2019): 1–76.

Herrick, James. "An Intimate Account of My Early Experience with Coronary Thrombosis," *American Heart Journal* 27 (1944): 1–18.

Lonie, I. M. "The Paradoxical Text 'on the Heart,' Part 1," *Medical History* 17 (2012): 1–15.

Madjid, Mohammad, Payam Safavi-Naeini, and Robert Loder. "High Preva lence of Cholesterol-Rich Atherosclerotic Lesions in Ancient Mummies: A Near-Infrared Spectroscopy Study," *American Heart Journal* 216 (2019): 113–16.

Miller, Leslie W., and Joseph G. Rogers. "Evolution of Left Ventricular Assist Device Therapy for Advanced Heart Failure," *JAMA Cardiology* 3, no. 7 (2018): 650–58.

Muller, James E. "Diagnosis of Myocardial Infarction: Historical Notes from the Soviet Union and the United States," *American Journal of Cardiology* 40 (1977): 269–71.

Murphy, Sherry L., Jiaquan Xu, and Kenneth D. Kochanek. "Deaths: Final Data for 2010," *National Vital Statistics Reports* 61, no. 4 (2013).

Meyers, Jonathan. "Exercise and Cardiovascular Health," *Circulation* 107, no. 1 (2003): e2–5.

Park, Katherine. "The Life of the Corpse: Division and Dissection in Late Medieval Europe," *Journal of the History of Medicine and Allied Sciences* 50, no. 1 (1995): 111–32.

Pasipoularides, Ares. "Galen, Father of Systematic Medicine. An Essay on the Evolution of Modern Medicine and Cardiology," *International Journal of Cardiology* 172 (2014): 47–58.

Reynolds, Edward H., and James V. Kinnier Wilson. "Neurology and Psychia try in Babylon," *Brain* 137, no. 9 (2014): 2611–19.

Saba, Magdi M., Hector O. Ventura, Mohamed Saleh, and Mandeep R. Mehra. "Ancient Egyptian Medicine and the Concept of Heart Failure," *Journal of Cardiac Failure* 12 (2006): 416–21.

Schultz, Stanley G. "William Harvey and the Circulation of the Blood: The Birth of a Scientific Revolution and Modern Physiology," *Physiology* 17, no. 5 (2002): 175–80.

Shoja, Mohammadali M., Paul S. Agutter, Marios Loukas, Brion Benninger, Ghaffar Shokouhi, Husain Namdar, Kamyar Ghabili, Majid Khalili, and R. Shane Tubbs. "Leonardo da Vinci's Studies of the Heart," *International Journal of Cardiology* 167, no. 4 (2013): 1126–33.

Sterpetti, Antonio V. "Cardiovascular Research by Leonardo da Vinci," *Circu- lation Research* 2124 (2019):189–91.

Thiene, Gaetano, and Jeffrey E. Saffitz. "Response by Thiene and Saffitz to Letter Regarding Article, 'Autopsy as a Source of Discovery in Cardiovas cular Medicine: Then and Now,'" *Circulation* 139, no. 4 (2019): 568–69.

Thomas, Gregory S., et al. "Why Did Ancient People Have Atherosclerosis? From Autopsies to Computed Tomography to Potential Causes," *Global Heart* 9, no. 2 (2014): 229–37.

Uddin, Lucina Q., Jason S. Nomi, Benjamin Hébert-Seropian, Jimmy Ghaziri, and Olivier Boucher. "Structure and Function of the Human Insula," *Journal of Clinical Neurophysiol*ogy 34, no. 4 (2017): 300–306.

Vinaya, P. N., and J. S. R. A. Prasad. "The Concept of Blood Circulation in Ancient India W.S.R. to the Heart as a Pumping Organ," *International Ayurvedic Medical Journal* 2, no. 15 (2015): 244–49.

Willerson James T., and Rebecca Teaff. "Egyptian Contributions to Cardio vascular Medicine," *Texas Heart Institute Journal* 23 (1996): 191–200.

網站

Dharmananda, Subhuti. "The Significance of Traditional Pulse Diagnosis in the Modern Practice of Chinese Medicine." *Institute for Traditional Medicine*. August 2000. http://www.itmonline.org/arts/pulse.htm.

Elliott, Martin, and Valerie Shrimplin. "Affairs of the Heart: An Exploration of the Symbolism of the Heart in Art." *Gresham College*. February 14, 2017. https://www.gresham.ac.uk/lectures-and-events/affairs-of-the-heart-an-exploration-of-the-symbolism-of-the-heart-in-art.

Institute for Traditional Medicine. "The Heart: Views from the Past." accessed April 3, 2022. http://www.itmonline.org/5organs/heart.htm.

Love, Shayla. "Can You Feel Your Heartbeat? Th Answer Says a Lot About You." *Vice*. February 3, 2020. https://www.vice.com/en/article/akw3xb/connection

-between-heartbeat-anxiety.

Rosch, Paul J. "Why the Heart Is Much More Th a Pump." *HeartMath Library Archives*. 2015. https://www.heartmath.org/research/research-library/relevant/ heart-much-pump/.

Wikipedia, Th Free Encyclopedia. "Chandogya Upanishad." last edited May 16, 2020. https://en.wikipedia.org/w/index.php?title=Chandogya_Upanishad&oldid=956991823.

國家圖書館出版品預行編目(CIP)資料

心，與心臟的人類史：從靈魂駐處、情緒載體、情感意象、血液幫浦到心腦連結，心臟的文化圖象與科學演變 / 文森．費格雷多 (Vincent M. Figueredo) 著；侯嘉珏譯．-- 初版．-- 新北市：日出出版：大雁出版基地發行，2024.03
400 面；14.8×20.9 公分
譯自：The curious history of the heart : a cultural and scientific journey
ISBN 978-626-7382-82-0(平裝)
1.CST: 心臟學 2.CST: 心臟病 3.CST: 歷史
415.31　　113001140

心，與心臟的人類史

從靈魂駐處、情緒載體、情感意象、血液幫浦到心腦連結，心臟的文化圖象與科學演變

作　　者　文森．費格雷多 Vincent M. Figueredo
譯　　者　侯嘉珏
責任編輯　李明瑾
封面設計　謝佳穎
內頁排版　陳佩君
發 行 人　蘇拾平
總 編 輯　蘇拾平
副總編輯　王辰元
資深主編　夏于翔
主　　編　李明瑾
業　　務　王綬晨、邱紹溢、劉文雅
行　　銷　廖倚萱
出　　版　日出出版
發　　行　大雁文化事業股份有限公司
　　　　　地址：新北市新店區北新路三段 207-3 號 5 樓
　　　　　電話：（02）8913-1005　傳真：（02）8913-1056
　　　　　劃撥帳號：19983379 戶名：大雁文化事業股份有限公司
初版一刷　2024 年 3 月
定　　價　650 元

ISBN 978-626-7382-82-0

The Curious History of the Heart

The Curious History of the Heart
The Curious History of the Heart
The Curious History of the Heart
The Curious History of the Heart
The Curious History of the Heart
The Curious History of the Heart
The Curious History of the Heart
The Curious History of the Heart
The Curious History of the Heart
The Curious History of the Heart
The Curious History of the Heart
The Curious History of the Heart
The Curious History of the Heart
The Curious History of the Heart
The Curious History of the Heart
The Curious History of the Heart
The Curious History of the Heart

The Curious History of the Heart

THE CURIOUS HISTORY OF THE HEART

THE CURIOUS HISTORY OF THE HEART
THE CURIOUS HISTORY OF THE HEART
THE CURIOUS HISTORY OF THE HEART
THE CURIOUS HISTORY OF THE HEART
THE CURIOUS HISTORY OF THE HEART
THE CURIOUS HISTORY OF THE HEART
THE CURIOUS HISTORY OF THE HEART
THE CURIOUS HISTORY OF THE HEART
THE CURIOUS HISTORY OF THE HEART
THE CURIOUS HISTORY OF THE HEART
THE CURIOUS HISTORY OF THE HEART
THE CURIOUS HISTORY OF THE HEART
THE CURIOUS HISTORY OF THE HEART
THE CURIOUS HISTORY OF THE HEART
THE CURIOUS HISTORY OF THE HEART
THE CURIOUS HISTORY OF THE HEART
THE CURIOUS HISTORY OF THE HEART

THE CURIOUS HISTORY OF THE HEART